孩子老生病，问题在脾胃

黄静 主编

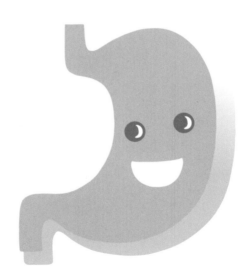

吉林科学技术出版社

图书在版编目（ＣＩＰ）数据

孩子老生病，问题在脾胃 / 黄静主编 ． -- 长春：
吉林科学技术出版社，2021.2
ISBN 978-7-5578-5192-7

Ⅰ．①孩… Ⅱ．①黄… Ⅲ．①儿童－健脾－养生（中
医）②儿童－益胃－养生（中医）Ⅳ．① R256.3

中国版本图书馆 CIP 数据核字（2018）第 257847 号

孩子老生病，问题在脾胃
HAIZI LAO SHENG BING，WENTI ZAI PI-WEI

主　　编　黄　静
出 版 人　宛　霞
责任编辑　王聪会　穆思蒙
封面设计　深圳市金版文化发展股份有限公司
制　　版　深圳市金版文化发展股份有限公司
幅面尺寸　170 mm×240 mm
开　　本　16
字　　数　180 千字
页　　数　192 页
印　　张　12
印　　数　1-7000 册
版　　次　2021 年 4 月第 1 版
印　　次　2021 年 4 月第 1 次印刷

出　　版　吉林科学技术出版社
发　　行　吉林科学技术出版社
地　　址　长春市福祉大路 5788 号出版集团 A 座
邮　　编　130118
发行部电话/传真　0431-81629529　81629530　81629531
　　　　　　　　　　81629532　81629533　81629534
储运部电话　0431-86059116
编辑部电话　0431-81629517
印　　刷　长春百花彩印有限公司

书　　号　ISBN 978-7-5578-5192-7
定　　价　49.90元

○ 前言 ○

养儿方知父母恩。只有在养育孩子的过程中，我们才会慢慢理解为人父母的不易。从孩子的衣食住行到教育，花费的不仅仅是时间，更多的是精力。尽管父母百般呵护，孩子还是难免会生病，有时病情反反复复，导致孩子体质变弱，家长也是心力交瘁。

孩子生病时，家长时常把注意力放在表象病征上，忽视了孩子生病的根本原因。例如，孩子发热、咳嗽，会当作感冒处理，走了不少弯路才发现，究其缘由是孩子脾胃虚弱。

孩子生长发育迅速，对营养物质的需求也较成人多，由于脾胃的先天不足和饮食不节，很容易造成脾胃不和，进而诱发其他疾病。"人以脾胃为本，所当调理，小儿脾常不足，尤不可不调理也。调理之法，不专在医，唯调乳母，节饮食，慎医药，使脾胃无伤，则根本常固矣。"（万全《幼科发挥》）

《孩子老生病，问题在脾胃》根据孩子的脾胃特点，分析儿童常见病与脾胃不和之间的联系，以此提供饮食、家居护理和中医按摩等方法，帮助家长有针对性地调理孩子的脾胃，以达到充养气血、防治疾病的目的。同时，本书从饮食、生活起居、运动、中医理疗等方面介绍了健脾养胃的方法，让孩子正气充足，健康成长。

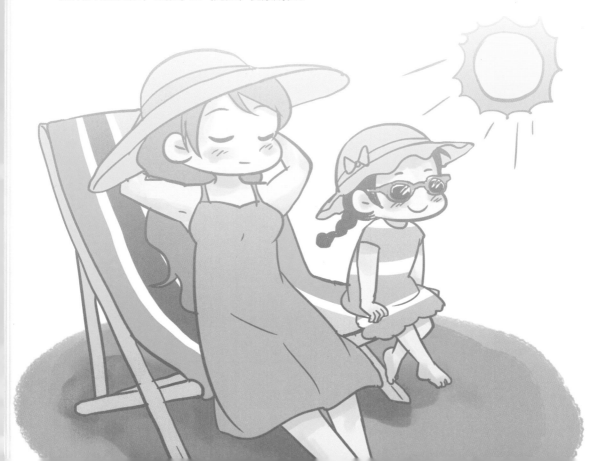

目录　CONTENTS

Part 1 脾胃，孩子健康成长的原动力

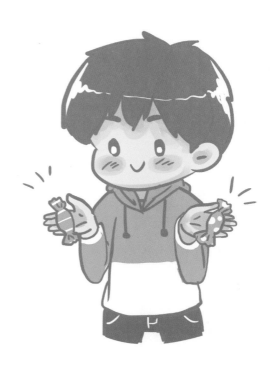

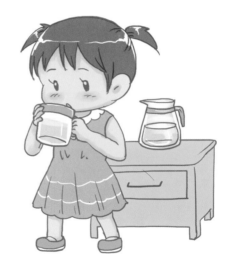

Part 2 脾虚百病生，养好脾胃少生病

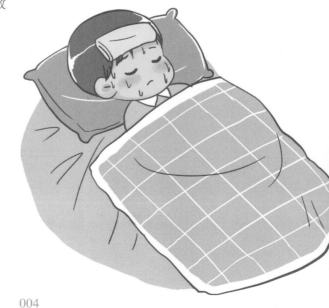

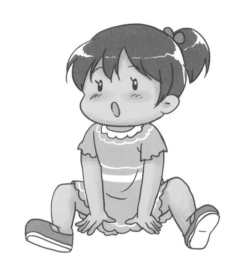

Part 3 内调外养，孩子脾胃健康无烦恼

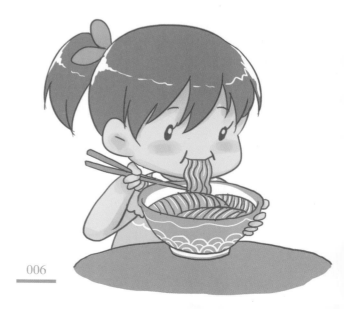

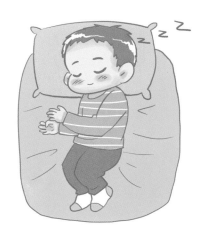

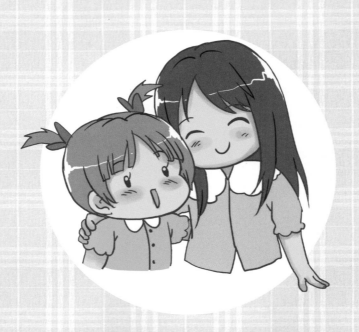

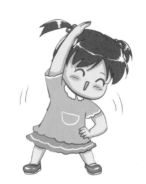

Part 1

脾胃，
孩子健康成长的原动力

　　脾胃是气血生化之源，是后天之本，是孩子成长的关键脏腑。然而，孩子脾胃娇弱，加之生长发育迅速，食欲旺盛，若饮食不当，便有可能损伤脾胃，进而导致孩子怕冷、易上火、生长发育迟缓、易感冒等。脾胃可谓孩子健康成长的原动力。本章综合分析了孩子脾胃的特点，让家长对孩子的脾胃能有正确的认识。

一 为什么自家孩子老生病

很多父母常常会问，为什么自家孩子体质那么差，动不动就生病？其实，孩子的体质和很多因素有关，父母应找到孩子生病的根源，才能防患于未然。

 ## 1 孩子疾病大多是外感病证

外感病证的主要证候有邪在肺卫、湿邪困脾、肠道湿热、邪在少阳以及肺热证、胆热证、胃热证、腑实证、膀胱热证等。对于年幼的孩子来说，他们多发的疾病，如感冒、发热、咳嗽、肺炎、积食、腹泻、便秘等，都具有季节性，且发病急、病程短，这些往往都是外感病证。

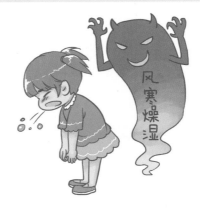

 ## 2 外感病证多与脾胃有关

外感病证的证候都是由外邪袭表、外邪入里和外邪留恋引起相应脏腑功能失常所致。不同的外感病证因其病邪性质不同、脏腑受损有异，它们的证候特征也各有区别。因此，外感病证的基本病机为外邪侵袭，正邪相争，脏腑功能失常。如外邪袭表则肺卫不和而病感冒，湿困中焦则脾胃不和而病湿阻，湿热滞肠则腑气不和而病痢疾，邪犯少阳则枢机不利而病疟疾，正邪相争则常有寒热表现。可见，外感疾病多与人的脾胃有关，脾胃内伤是很多病的根源所在。

一般来说，孩子脾胃虚、体质差，往往容易受到外邪的侵袭，进而引发各种疾病。因此，保养脾胃，固护元气，防止邪气入侵，是孩子防病治病的关键。

父母在日常生活中，应着眼于孩子的脾胃，让孩子养成良好的饮食习惯和生活习惯。当脾胃患病时，应及时治疗，其他脏腑有疾病时也需养护好脾胃。只有从根本上保护好孩子的元气，才能让孩子的身体有能力抵御其他病邪，守护孩子的健康。

二 为什么说孩子天生脾胃虚

对正处于生长发育阶段的孩子来说，脾胃这个后天之本天生就比较虚弱，这也是孩子的生理特点之一。

1 五脏之脾

关于五脏之脾，中医和西医分别有不同的认识。接下来，我们将从两个不同的方面带你认识脾。

✳ 中医所说的脾是一个功能概念

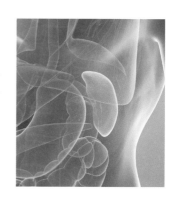

中医认为，五脏六腑中，脾为脏、胃为腑，脾与胃，一阴一阳，互为表里。脾为"仓廪之官"，胃为"气血之海"，脾胃为后天之本。可见，脾并不只是某个具体的器官，更是一个功能的概念。脾胃在经络上互相连接，在功能上相互依赖和制约，共同完成对食物的消化和吸收。

人在出生以后，饮食水谷是机体所需营养的主要来源，也是化生气血的主要物质基础，生命的根本。这些都要靠脾胃完成，可以说，人的生命活动依赖脾胃。

首先，脾能运化水谷和水液。运化水谷主要是指食物进入胃以后，由胃将其磨化腐熟，初步消化变成食糜；由脾进行消化、吸收，化生为精微营养物质。然后由脾气辅助，使精气上归于肺，再由肺布散到全身各部，以滋养周身的脏腑器官。水液的运化主要是指脾对人体内水液的吸收、传输、布散和排泄、代谢平衡的作用。

其次，脾气主升。脾气的功能特点以向上升腾为主，它包括升清和升举两个方面的内容。其中，脾主升清是说脾气能将饮食的精微津液上输于肺，再由肺到心，以生化气血，营养脏腑；脾主升举指的是脾能维持人体内脏腑的恒定位置及正常的生理功能。

最后，脾主统血、肌肉和四肢。脾能统摄、控制人体内的血液，使之正常地在脉内循行，并供给四肢、肌肉正常活动所需的营养。

✳ 西医中的脾即脾脏

西医所说的脾，指的就是脾脏。西医认为，人的脾脏主要有以下四个功能：

滤血功能

脾内含有大量的血窦，是血液循环的一个过滤器。滤血的主要部位是脾索和边缘区，此处含有大量的吞噬细胞，能清除血液中的病原体、衰老的红细胞和白细胞、免疫复合物以及其他异物。这种滤血功能保证了人体血液的健康。

储血功能

人体脾脏的储血能力较小，大约可以储存40毫升血液，血液主要储存在血窦中。当脾肿大时，其储血量也会相应增加。当机体需要血时，脾脏所储存的血液就会进入血循环，为人体利用。

造血功能

脾脏在人体的胚胎时期是一个重要的造血器官，但当胚胎发育到第4个月时，骨髓开始造血，脾就会渐渐转变为淋巴器官。不过，此时脾内仍含有少量造血干细胞，一旦机体严重缺血或在某些病理状态下，脾就会恢复造血功能。

免疫功能

在脾的四个功能中，免疫功能是最重要的功能，即参与人体的免疫反应，产生淋巴细胞及单核细胞，进行特异免疫应答。此外，脾中的淋巴细胞还能产生抗体。

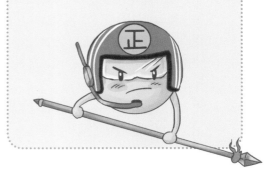

由此可知，中医的脾，不仅包含了西医中所说的脾脏的功能，还包括了胰腺、胃、大肠和小肠的功能，比西医的范围更广。

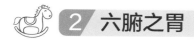

2 六腑之胃

胃是人体重要的消化器官之一，位于膈下，上接食道，下通小肠。它就像一个斜挂的口袋，挂在人体的腹腔上部，起着储藏和消化食物的作用。胃的形态、位置和大小会随着人体摄入食物的多少而变化，也会因人的年龄、性别和体型的不同而有所差异，但其结构大致是相同的。

✳ 胃的结构

中医将人体的胃分为上、中、下三部。其中，上部称上脘，包括贲门；中部称中脘，即胃体部分；下部称下脘，包括幽门。

胃是一个囊状的器官，这个囊的"皮"被称为胃壁。胃壁由内向外分为四层，分别是黏膜层、黏膜下层、肌层和外膜层。

▲黏膜层可分为上皮、固有层和黏膜肌层。

▲黏膜下层由疏松结缔组织构成，内有丰富的血管、淋巴管及黏膜下神经丛。

▲肌层有很厚的平滑肌，由斜层肌、环层肌和纵层肌三层平滑肌组成。

▲外膜层为浆膜，由疏松结缔组织和外表面的间皮构成。

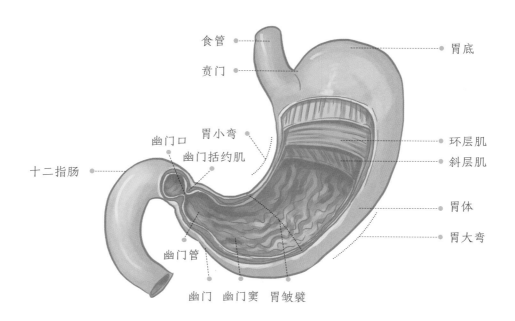

食管　胃底
贲门
胃小弯　环层肌
幽门口　斜层肌
幽门括约肌
十二指肠
胃体
胃大弯
幽门管
幽门　幽门窦　胃皱襞

✳ 胃的功能

"胃者，水谷之海，六腑之大源也"，这是古人对胃功能的总结。现代医学研究发现，胃具有接收、贮存、消化、运送及排空五大功能。正是这五大功能使得胃在人体中发挥着举足轻重的作用，是人体必不可少的器官。

接收功能

胃的接收功能指的是人吃进嘴里的食物要经过口腔、食管而进入胃内。这主要依靠胃的贲门来完成，一旦胃的贲门发生功能性障碍，食物就难以顺利地进到胃里。

贮存功能

食物进入胃内，胃壁随之扩展，以满足容纳食物的需要，这就是胃的贮存功能。一般来说，成年人的胃能容纳1~2升食物。而且，胃壁具有良好的顺应性，能使胃内的压力和腹腔内的压力保持基本平衡的状态，当胃容量增加到1.5升以上时，胃内的压力和胃壁张力会轻度增高。

消化功能

胃壁细胞能分泌胃液，胃液的主要成分有盐酸、胃蛋白酶原、黏液和内因子，它们在消化的过程中，发挥着不同的作用。不同的食物在胃内停留消化的时间不同，人们平时大多进食混合性食物，这些食物在胃里停留的时间为3~4小时。

运送及排空功能

食物一旦进入胃内，就会刺激胃的蠕动，这种蠕动起始于胃体以上，逐渐向幽门方向进行。蠕动能使食物与胃液充分混合，将食物变成半液体状的食糜。继而食糜进入胃窦，由胃窦再排入十二指肠，完成胃的最后一项工作。

3 脾升胃降，脏腑和

脾胃升降是脏腑气机升降的枢纽。脾宜升则健，胃宜降则和，只有二者的功能协调，才能保证我们所吃的东西能够正常消化、吸收和排泄。

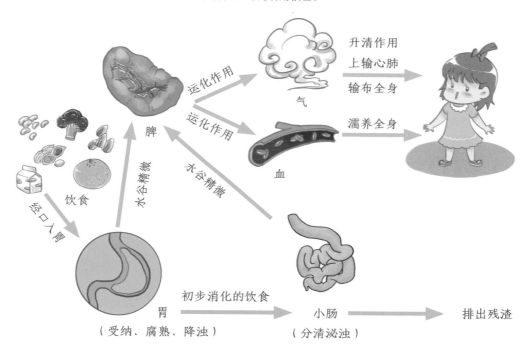

脾　运化作用　气　升清作用 上输心肺 输布全身

运化作用　血　濡养全身

水谷精微

饮食

经口入胃

胃
（受纳、腐熟、降浊）　初步消化的饮食　小肠　排出残渣
（分清泌浊）

4 内伤脾胃，百病由生

中医认为，人健康长寿与否与元气的盛衰有密切的关系，而元气的盛衰取决于先天禀赋好坏和后天脾胃运化的水谷精微的情况。也就是说，脾胃健康才能保证元气得到不断充养。如果脾胃受损，元气就会衰弱，人就会体弱多病。因此，在日常生活中，父母要护好孩子的脾胃。

5 孩子先天脾胃虚弱

孩子"脾常不足"，即先天脾胃虚弱，一是因为孩子的脾胃尚未发育成熟，脏腑娇嫩，脾胃的形和气都相对不足；二是因为孩子生长发育迅速，需要脾胃提供的营养物质多，相对薄弱的脾胃功能与快速生长发育的营养需求不相适应，因而易导致脾胃失调。

三 脾胃失和对孩子有什么影响

脾胃失和，指气机阻滞、脾胃失健，以脘腹痞胀，或胃脘嘈杂、食少纳呆，或食后腹胀，嗳气肠鸣，大便不调，脉弦等证候。不同类型的脾胃失和会对孩子产生不同的影响。

 ## 1 阴阳之道，关乎脾胃安康

中医学非常讲究阴阳之道，注重阴阳平衡。中医认为，只有保持阴阳相对平衡，人体才能进行正常的生理活动，具备旺盛的生命活力，即能吃能睡、气色良好、心情愉悦等。反之，如果人体内的阴或阳出现偏盛或偏衰，人就可能会生病。

作为人体的后天之本，脾胃同样也面临着阴阳是否平衡的问题。尤其是孩子的脾胃非常娇嫩，功能尚未发育完全，很容易出现阳虚或阴虚的情况，从而导致孩子频繁生病。可见，阴阳之道，关乎脾胃和人体健康。

阴阳与五行相辅相成，阴阳学说必兼五行，五行必合阴阳。了解脾胃与阴阳、五行的关系，可以帮助我们更好地认识脾胃。

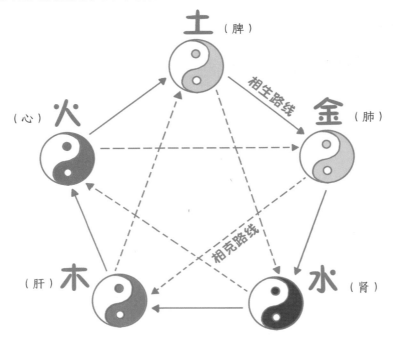

2 脾胃阳虚的孩子多怕冷

不知道家长们在日常生活中有没有观察到这样一个现象：有的孩子特别抗冻、不怕冷，即使在寒冷的冬天，也在外面到处玩；有的孩子却恰恰相反，他们特别怕冷，即使穿得很多，依然手脚冰凉，似乎和别的孩子体质不太一样。一般遇到这种情况，我们就会说第一种孩子"火力壮"，第二种孩子"没火力"。所谓的"火力"，在中医学理论里其实就是指一个人的阳气，"火力壮"就是说一个人的阳气旺。

人的生命是靠阳气来推动的。阳气对五脏六腑、气血经络等都能起到温煦的作用，是推动人体各项生理活动的动力。一旦人体内的阳气不足，温煦作用减弱，人自然会感到寒冷。因此，阳虚者最为明显的一个症状就是畏寒。脾胃阳虚，也属于阳虚，所以，当孩子脾胃阳虚时，大多会出现"冷"的症状，表现为经常四肢冰凉，喜欢吃温热的食物，容易腹泻甚至呕吐等。

此外，脾胃阳虚的孩子还有一个非常明显的症状，那就是大便不成形，而且在粪便中能够很清晰地看到各种食物，很多食物都没有被消化就被排出体外了。因为食物进入人体之后，其消化的过程就像是"将生米煮成熟饭"，人的胃就好比是我们用来煮饭的锅子，而阳气则是煮饭时需要用到的火。如果没有了火，或者火力不足，米就无法被煮成熟饭。同理，如果人的脾胃阳虚，阳气不足，进入胃部的食物也不能被完全消化，最后只能随大便被排出体外，使大便不成形。家长也可以将此作为判断孩子是否脾胃阳虚的标准。

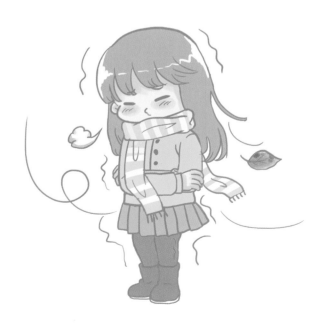

3 脾胃阴虚的孩子易上火

阴虚与阳虚相对，阴虚指的是由于阴液不足，即人体的精、血、津、液等物质亏虚，不能滋润身体和制阳而引起的一系列病理变化及证候。临床可见手足心热、潮热盗汗、口燥咽干、心烦失眠、头晕耳鸣、舌红少苔、脉细数等证候。阴虚可见于多个脏器系统组织的病变，人体的五脏都可能会出现阴虚之证，常见者有肺阴虚证、心阴虚证、脾阴虚证、肝阴虚证、肾阴虚证等，以并见各脏器的病状为诊断依据。

与脾胃阳虚相对的就是脾胃阴虚了。脾胃阴虚就是指人体的脾脏阴液不足，脾胃失于濡润，导致运化能力不足，使人体的脾胃功能失调，进而引起的一系列症状，具体来说，脾胃阴虚的孩子普遍存在以下几个症状：

◆消瘦

◆不想吃饭、挑食

◆烦躁、爱发脾气

◆易上火、口燥咽干

◆大便干燥、容易便秘

◆时有腹胀、腹痛

◆舌红少津

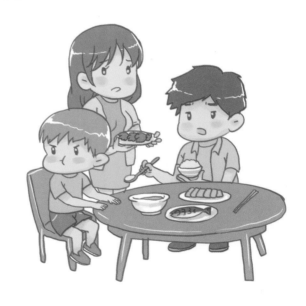

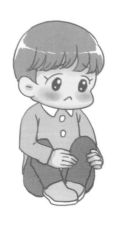

在以上诸多的症状中，易上火是比较典型的症状之一。父母在日常生活中，可以多选取一些滋阴健脾的食物给孩子吃，如山药、沙参、扁豆、核桃仁、黑芝麻、松子等。

同时，尽量少给孩子吃一些容易引起上火的辛辣、热性食物，如狗肉、羊肉、桂圆、芒果、荔枝等，以免助热伤阴，加重脾胃阴虚。

4 脾胃虚弱的孩子发育迟缓

　　孩子脾胃虚弱，首先就会造成孩子身体发育迟缓。因为脾胃是供给人体营养的重要脏器之一，主管营养分布。人主要是依靠脾胃吸收食物的营养成分，如果脾胃虚弱，运化不良，孩子就会不愿意进食，进而导致营养不足，自然就会分布不足，使得孩子出现身体娇弱、个头矮小等一系列发育迟缓的症状，各方面都落后于同龄人。

　　发育迟缓并不是单纯地指孩子比同龄人生长得慢一些，具体来说，它主要有以下两个方面的表现：

✳ 体格、运动以及语言发育晚

　　发育迟缓的孩子在体格、运动以及语言方面都会比正常的同龄的孩子发育晚，比如身高不足、体重轻、语言表达不流畅及逻辑思维不强等。这些问题不仅会导致孩子生理上的不足，还会给孩子的心理造成不同程度的伤害，容易让孩子产生自卑的心理，形成孤僻、懦弱等性格缺陷，影响身心健康。

✳ 智力水平落后

　　发育迟缓的孩子智力水平往往落后于正常的同龄孩子，一般滞后4～6个月。这势必会影响孩子未来的学习成绩。如果儿童智力发育迟缓没有及时得到规范的诊治，随着年龄的增长，会给未来的生活、工作带来较大不便。

　　由此我们可以知道，发育迟缓会给孩子造成极大的不良影响，也可以从侧面了解脾胃的重要性。

　　因此，当自家的孩子出现脾胃虚弱所致的发育迟缓时，家长应积极做好孩子脾胃的日常调理工作，培养孩子形成良好的饮食习惯，增强食欲，从而让孩子远离那些成长过程中的潜在危害，使孩子可以健康成长。

TIPS

　　脾胃虚弱的孩子，一般会有缺乏食欲、挑食、偏食、消化不良等方面的表现，细心的父母可以通过观察孩子的日常饮食习惯进行初步判断，从而着手调理。

5 孩子脾胃虚弱易致气血不足

《黄帝内经》说："中焦受气取汁，变化而赤，是谓血。"意思是说，经过脾胃的运化，进入人体的营养物质能转变成血液。由此我们可以知道，如果一个人的脾胃虚弱，就会导致血液缺失，气血不足，从西医的角度来说，就是容易贫血。

由脾胃虚弱引起的气血不足，症状比较好辨别，通常表现在以下四个方面：

✳ 肤色苍白

观察孩子的面部、嘴唇、手掌以及手指甲可以发现，气血不足的孩子会表现出面色浅淡、毛细血管丰富且分布于表层等现象，睑结膜部分也会比一般的孩子苍白。另外，孩子头发无光泽，指甲脆、有横纹等也是气血不足的表现。

✳ 饮食失调

脾胃虚弱的孩子，平时食欲也不怎么好，不爱吃东西，或者爱吃重口味的食物；消化功能较差，如果吃多了，还会出现恶心、呕吐、腹泻等症状。

✳ 个性慵懒

孩子气血不足，精神也会不足。平时不活泼，而且经常感到身心疲倦，看起来不胜虚弱的样子，个性比较慵懒。

✳ 注意力不集中

气血不足的孩子，往往反应很慢，对周围的环境不重视，注意力无法集中，经常烦躁不安，还伴随头晕、眼前发黑等症状。

以上四个典型的症状就是孩子脾胃虚弱导致气血不足的表现。如果孩子长期气血不足，不但会影响身体的正常生长发育，更会造成细胞免疫功能的缺陷，从而导致抵抗力下降，容易生病，长此以往还可能出现心脏方面的问题，出现呼吸急促、心跳加快等病症。

因此，家长一定要重视，在平时多为孩子进补滋养气血的食物，如红枣、木耳、瘦肉等，同时对脾胃进行调理，必要时要去医院进行检查和治疗。

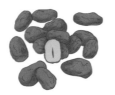
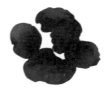
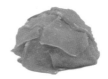

6 脾胃虚的孩子易成"小胖墩"

人体脾胃虚弱，其水湿运化功能失调，体内就会集聚湿邪，造成新陈代谢减慢，产生虚胖、气喘、无力等症状。

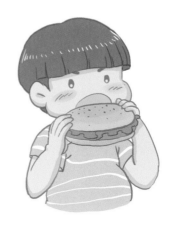

如今，脾胃虚弱导致的虚胖在很多孩子身上普遍存在。有调查显示，90%的肥胖孩子都有体虚的症状，而体虚，便来自脾胃功能的虚弱。特别是对于那些平时吃东西不多，但就是不停长肉的"小胖墩"们来说，父母要注意辨别孩子是不是脾胃虚弱。

导致孩子脾虚的原因，一小部分是先天不足，还有一大部分则在于日常养护不当。当孩子出现虚胖时，父母需要为孩子做好两个方面的工作，即健脾和利湿，这主要是依靠日常饮食来调节，比如多给孩子吃碱性食物，多吃五谷杂粮，促进湿邪外排。因为只有饮食合理，才能保护好脾胃、利水排湿，防治脾胃虚弱所致的虚胖。

7 脾胃虚的孩子易感冒

有的家长可能会发现，自家的孩子动不动就感冒，而且反反复复不容易好，其实，这可能是脾胃虚弱导致的。

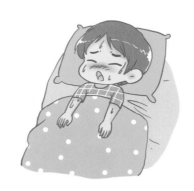

脾胃虚弱的孩子，难以消化和吸收充足的营养，会直接造成身体免疫力低下。同时，孩子是稚阴、稚阳之体，不仅先天脾胃虚弱，肺也非常娇弱，这些都容易导致孩子被外邪所扰。当孩子脾胃气机不足时，肺气失和，无力抵抗外感，就会出现感冒症状。另外，孩子多多少少会有挑食的饮食习惯，比如爱吃肉、不爱吃蔬菜，这会在无形中加大脾胃运化的负担，从而阻滞消化与吸收的气力，进一步降低自身的抵抗力。

一般来说，如果是脾胃虚弱所致的经常感冒，孩子通常面色发黄，眼下有晦暗之色，缺乏食欲。此时，除了要祛除外邪，家长更应注重对孩子脾胃的调理。

四　什么让孩子脾胃变得虚弱

治疗脾胃虚弱的重点在于养。年幼的孩子本就脾胃虚弱，如果后天不注意保养和调理的话，只会让孩子变得更加虚弱，导致多种疾病的发生。因此，父母很有必要了解以下内容。

1　经常给孩子吃得太多、太好

虽然人体胃的形态和大小会随着摄入食物的多少而变化，但孩子的脾胃比较虚弱，如果家长掌握不好孩子的进食量，经常给孩子吃得太多、太好，就会造成孩子不同程度的脾胃损伤，引起伤食证，出现胃胀、胃痛、恶心、呕吐等症状。

✳ 吃得太多

对于刚刚添加辅食的婴幼儿来说，他们脾胃的消化吸收功能尚不完善，容易发生消化紊乱。如果辅食添加不当，如摄入过多营养物质，调料添加太多，或肠胃无法适应添加的辅食种类和食物质地，都会进一步加重脾胃虚弱。

而对于稍微大一些的孩子来说，他们本身就缺乏控制力，特别是遇到自己特别喜欢吃的东西时，就会不自觉地大快朵颐、暴饮暴食。时间久了，就会打乱胃肠道对食物消化、吸收的正常节律，加重脾胃的负担。

在日常生活中，父母正确的做法是做好监督工作，量力而行，量腹所受。根据孩子的胃容量大小和消化、吸收状况，决定孩子一日三餐和零食的摄取量，尽量不给孩子的脾胃带来伤害。

✳ 吃得太好

在饮食方面，还有一种情况会伤害孩子的脾胃，那就是吃得太好。所谓吃得太好，指的是经常给孩子吃一些肉、蛋等食物，这些食物往往难以消化，如果吃得过多，也会加重肠胃的消化负担，损伤脾胃的正常功能。

父母在为孩子提供饮食时，应尽量做到荤素搭配，营养均衡，给孩子全面的饮食照护。

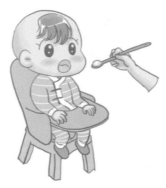

2 经常给孩子吃生冷食物

脾胃最忌生冷寒凉食物，这个寒凉不只是说食物的温度，还包括它的属性，如冷饮、寒性水果（西瓜、梨子、哈密瓜等）。如果家长经常给孩子吃生冷食物，就会使脾胃无法承受，影响其正常的消化和吸收功能，久而久之，脾胃就会出现不同程度的虚弱。

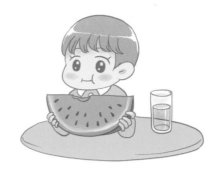

尤其是在盛夏时节，天气酷热难耐，很多孩子喜欢吃冰激凌、喝冷饮，由于它们美味，一不小心，孩子就会吃多。而且，这些食物一般会含有很多食品添加剂，摄入过多只会加重脾胃的负担。

家长应在日常生活中注意节制，监督孩子少吃生冷食物，自身也要做好榜样，和孩子一起做好脾胃的日常护理工作。

3 常食肥甘厚味的食物

所谓肥甘厚味就是中医所说的膏粱厚味，一般是指非常油腻、甜腻的精细食物或者味道浓厚的食物。这类食物脂肪和糖的含量都很高，如果孩子常吃，很容易造成肥胖。另外，肥甘厚味的食物进入人体后，在脾胃的运化过程中会产生湿气，而脾喜燥恶湿，如果过量食用，就会减弱其消化功能，造成消化不良及胃肠功能紊乱，从而影响对营养物质的正常吸收。

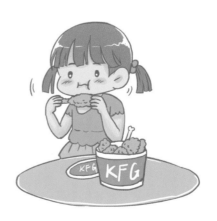

明代养生专著《寿世保元》中提及："善养生者养内，不善养生者养外。养内者，以恬脏腑，调顺血脉，使一身之流行冲和，百病不作。养外者恣口腹之欲，极滋味之美，穷饮食之乐，虽肌体充腴，容色悦泽，而酷烈之气内蚀脏腑，精神虚矣，安能保合太和，以臻遐龄？"说的也是肥甘厚味的食物对脾胃的不良影响。

4 孩子体内的湿气过重

中医认为，人的脾具有土的特性，土很容易吸水。正常来说，人的脾胃一运一纳、一升一降，完成食物的消化吸收过程。如果孩子体内的湿气过重，就容易困住脾胃，导致脾气不升，胃气难降，脾胃自然就会出现各种各样的问题，影响人体对营养物质的摄取。

因此，在日常生活中家长要多加注意，让孩子多吃利水排湿的食物，如红豆、薏米、冬瓜等，多做有氧运动。另外，孩子的居室也要多开窗通风。

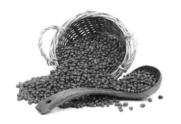 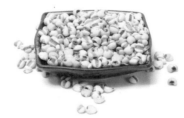 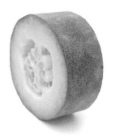

TIPS

家长可以通过日常观察，判断孩子是否存在湿气过重的情况，具体方法有以下三种：其一，看孩子舌苔的颜色，如果过于发白或发黄，且比较厚实，说明孩子体内湿气比较重；其二，看孩子的舌头两侧是否残留牙齿压迫的痕迹，也就是俗称的齿痕舌，如果有，说明孩子体内湿气重；其三，看看孩子每天的大便状态，注意观察大便是否成形，是否黏腻在马桶上多次冲洗不干净，是否每次大便都感觉便不干净。如果以上症状都有，说明孩子体内湿气很严重。

5 孩子日常活动少

所谓"孩子懒，脾也懒"，说的就是孩子日常活动少对脾的不良影响。中医里面也常说"久坐伤肉"，而脾主四肢与肌肉，是人体能量的储备和利用中心，所以久坐是会伤害脾脏的。如果孩子不爱运动，经常长时间坐着看电视、玩游戏等，身体的肌肉得不到锻炼，那么脾的运化功能也会逐渐减弱，伤害身体的元气。

所以，家长在平时最好不要让孩子总是待在家里，要多参加户外运动，这对脾的养护很有好处。

6 父母的坏情绪和压力

　　父母须知，家庭关系的和谐程度是影响孩子身心健康发展的关键。在中医理论体系中，五脏和五行是对应的，其中，脾属土，肝属木，木克土。如果孩子长期处于父母的坏情绪和压力之下，自身思虑过度、情绪焦虑或紧张、无处宣泄的话，就会致使肝气郁结，影响脾的功能，使食欲大受影响，不爱吃东西，久了还会导致运化功能失常，影响生长发育。

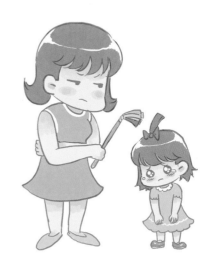

　　所以，父母要努力为孩子营造一个和谐的家庭氛围，平时控制好自己的情绪，不对孩子乱发脾气，不给孩子施加过多的压力，更不要在孩子吃饭时批评和训斥他，让他保持心情愉快、精神稳定，有助于食物的消化和吸收，对养护脾脏也有帮助。

7 孩子学习压力大

　　中医认为，"脾在志为思，过思则伤脾"。当今社会，孩子从小竞争就比较激烈，学习压力很大，除了在学校读书以外，还要上各种各样的培训班，殊不知，这也会在无形中影响孩子的脾胃功能。

　　一个人压力大，处于紧张、烦恼等情绪中时，其不良情绪可以通过大脑皮质扩散到边缘系统，影响自主神经系统，直接导致胃肠功能失调，分泌出过多的胃酸和胃蛋白酶，使得胃部血管收缩，胃黏膜保护层受损，形成胃溃疡等。此外，压力过大，还会耗损心神，也会间接造成脾脏的亏虚。

　　由此可见，学习压力大、情绪不佳，也是导致孩子脾胃受损的重要因素，家长一定要重视。

　　做任何事情都要张弛有度，作为家长，应做好监督者和管理者的角色，协助孩子管理好自己的时间和日常生活，做到劳逸结合，放松紧张的身心，保护好脾胃，而不应一味地追求成绩，不顾孩子的身心健康，这对于其自身的健康发展是相当重要的。

孩子的脾胃一旦受损，就会在身体各个部位表现出来，包括头发、肤色、唇色、脾气、睡眠、日常排泄等。家长可以从这些细微处观察，以初步判断孩子的脾胃状况。

 ## 1　头发少、发黄

人的脾统摄周身的血液和主导营养分布，一旦受损，周身气血不足，营养状况不良，头发生长也会受到不同程度的影响，主要表现为稀疏、颜色发黄、容易脱发等。特别是对于孩子来说，这种表现尤为明显。

 ## 2　肤色发黄

脾胃受损后，周身肤色会发黄，尤其是面部黯淡。如果不及时进行调理和改善，孩子的脸色就会逐渐变成"萎黄"，这是因为脾的气和津液都不足，不能给身体提供足够的营养。

 ## 3　眼睛水肿

早上起床的时候，很多孩子的眼睛总是肿的，有时甚至还有很明显的眼袋，这很可能是脾虚的表现。此外，脾胃虚弱会导致气血不足，进而影响到肝，所以眼睛还易出现疲劳、看不清东西等症状。

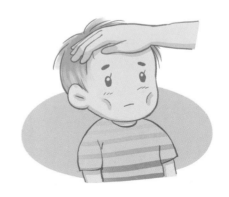

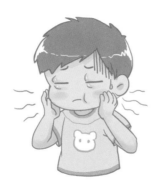

 ## 4　鼻子发红

鼻头的部位主脾，鼻翼主胃。用手摸摸鼻头会发现有一个小坑，以小坑为中心，周围就是反映脾脏生理功能、病理变化比较明显的区域。如果鼻头包括鼻翼都发红，说明脾胃可能有热证。

5 口唇异常

如果孩子的嘴唇干燥、脱皮、无血色，甚至萎黄，缺失光泽，就说明孩子的脾胃不好。另外，口气是否清新是脾胃健康与否的直观信号。对于口气难闻的孩子来说，调理胃中火气是关键。

 6 口水不断

"五脏化液，脾为涎"，当脾气充足时，涎液才能正常传输，帮助我们吞咽和消化，一旦脾气受损，则口涎流于外。如果孩子经常不自觉流口水，可从健脾入手。

 7 出汗多

脾胃虚弱的孩子往往比较容易出汗，汗量大，一般属于虚汗，夜间出汗的情况多于白天。另外，如果孩子的胸口常出汗，也是脾胃失和的表现。

 8 久咳不止

"肺为娇脏"，不容异物，若脾胃受损，湿邪入侵，容易影响到肺部，引起咳嗽。如果孩子长期咳嗽不止，同时伴有胃部隐隐作痛，总有胀闷感，一咳嗽就出痰，多半是患上了脾虚挟湿型脾胃疾病。

 9 睡卧不宁

脾胃不好的人，睡眠质量也会下降，还会出现入睡困难、惊醒、多梦、精神状态不佳等问题。脾胃运化失常，还容易导致健忘、心慌、反应迟钝等问题，影响身心健康。

 10 腹泻或便秘

人喝进去的水通过脾胃运化，才能成为各个脏器的津液。因此，脾胃也会影响人的排泄功能。如脾胃虚弱，运化能力不足，就会导致体内缺乏津液，大肠动力不足，造成便秘；而与此相对的，大便不成形，多半为脾胃虚寒所致。

 11 过胖或消瘦

脾胃虚弱会影响人体型的胖瘦，过胖或过瘦都是不正常的。一方面，虚弱的脾胃易导致肌肉松弛、没有弹性，或肌肉少而肥肉多，形成虚胖型身材；另一方面，脾胃虚弱可能会导致消化不良，营养吸收不好，使孩子过于消瘦。

 12 脾气不好

脾胃不好，不只会影响生理功能，还会影响心情，孩子容易出现烦躁不安、心情差、动不动爱发小脾气等问题。反过来，如果一个人的心情不好，也会影响脾胃功能的运行，从而形成恶性循环。

六　如何正确评估孩子脾胃功能

　　由前文我们可以知道，脾胃对于人体非常重要，作为父母，如何正确评估孩子的脾胃功能是否正常呢？不妨看看下面的表格，这六个部位的中医自查或许会对你有所帮助。

针对儿童六个部位的中医自查表

自查类别	中医解说	正常显观	异常显观
面色	中医认为，人体内发生的任何病变都会反映到体表，而面色就是这种体表的反映之一	脾胃健康的孩子，面色红润有光泽，皮肤富有弹性，孩子也活泼好动	脾胃功能异常的孩子，面色偏黄或者暗黄，没有光泽，同时伴有没精神、易疲倦、嗜睡、说话声音小或不想说话等症状
口唇	《黄帝内经》中提及"口唇者，脾之官也"。脾之荣在唇，孩子嘴唇的颜色、外形的变化往往可以反映消化系统的问题	脾胃功能正常的孩子，往往嘴唇红润，湿度适中，润滑而有光泽	脾胃功能不好的孩子，嘴唇发白，没有血色，显得非常干燥，甚至会脱皮、裂口。还会有口臭、牙龈肿痛等症状。另外，脾主涎液，孩子睡觉时爱流口水，也是脾气不足的一种表现
舌苔	中医认为，舌苔是由胃气所生，所以脾胃阴阳的盛衰、气血的调和与否、津液的多少均可直接反映在舌苔的变化中	孩子脾胃功能正常时，舌苔是一层淡淡的薄白苔，颗粒均匀，而且是湿润的，不燥不滑	舌上无苔，说明孩子脾胃失调；舌苔发黄，说明孩子脾胃有热；舌苔呈现灰黑色，说明孩子体内有痰湿或湿热；舌苔溃烂，说明脾胃热盛

自查类别	中医解说	正常显观	异常显观
鼻子	在中医学中，鼻头和鼻翼两侧属于脾胃的反射区，当孩子的脾胃出现问题时，鼻子也会发生相应的变化	脾胃功能正常的孩子，鼻色是隐隐的红黄色，给人一种明润含蓄的感觉，没有红肿疮疖	鼻头发黄，说明孩子的脾胃虚弱；鼻头色白，且伴有腹痛，多是由脾胃虚寒所致；鼻翼发红，说明孩子多有胃热；鼻梁上有青筋，孩子大都脾胃虚弱
双手	脾主四肢、肌肉，为气血生化之源，因此，孩子的双手也是反映脾胃健康状况的"晴雨表"	脾胃正常的孩子，双手的温度应略高于脸部和皮肤的温度，如果手温出现异常，则预示着脾胃可能出现了问题	双手无论什么季节都是冰凉的，说明孩子脾胃的消化吸收能力差，容易导致消化不良；孩子的小手爱出汗，总感觉湿湿的，多是脾胃两虚造成的
大便	中医认为，人的大便是否正常与脾胃功能的好坏有着密切的关系。所以，观察孩子的大便情况，也能判断其脾胃功能的好坏	脾胃功能正常的孩子，大便通常呈现黄褐色，为圆柱形，软硬适中，排便过程顺畅，排便次数为每日1～3次，或每2～3日1次，较为规律	孩子的大便清稀，伴有不消化的食物残渣，说明脾胃阳虚；大便不成形，形似溏泥，伴有腹胀、疲倦乏力、不爱说话等症状，说明其脾气虚；大便干结，伴有腹胀、腹痛、口苦、口臭等，说明胃肠有实热，需要泻火；大便干结，像羊粪粒，是胃阴虚的表现

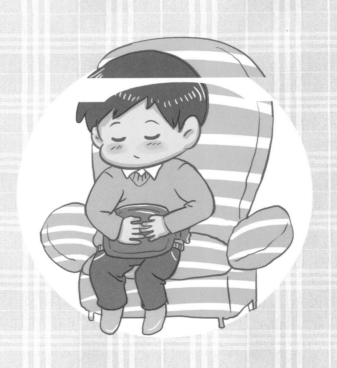

Part 2

脾虚百病生，养好脾胃少生病

现在多数孩子易出现感冒、发热、咳嗽、积食、腹泻等病症，这些病症都与脾胃虚弱有很大关系。历代名中医都特别重视人的后天之本——脾胃，孩子的脾胃如果受到损伤，孩子的发育与健康必会受到很大影响。本章就孩子常见的病症和脾胃的关系入手，重点介绍如何通过饮食、日常保健和按摩手法对症进行脾胃调养，以健脾养胃、防治疾病。

一 脾胃虚弱，容易与感冒"结缘"

明代儿科名家万全在《幼科发挥》中说："胃者主受纳，脾者主运化，脾胃壮实，四肢安宁，脾胃虚弱，百病蜂起"。由此可见，孩子生病总不好，可以从脾胃找原因。

1 孩子总感冒，从脾胃找原因

即使在生活中加倍小心，可感冒还是不时出现。对此，家长可能归结于孩子免疫力差。其实，孩子免疫力差只是一个方面，但引起孩子免疫力差的深层原因往往容易被家长忽视，从而导致孩子反复感冒。

✽ 感冒与脾胃虚弱的联系

个人体质"禀受于先天，充养于后天"，如果人体内正气充足，即使有外邪侵犯，人体也能抵抗，使身体免于生病。

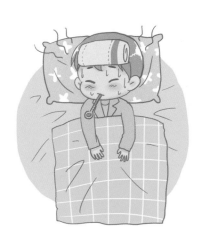

中医认为，肾为先天之本，脾胃为后天之本。尽管先天不足的孩子体质通常较差，但对多数孩子来说，后天的充养更为关键，因为孩子生长发育所需的营养，大部分来源于脾胃消化食物的精微物质。一旦脾胃功能受损，就会使人体失去充养，以致体质变差。尽管一个人的免疫功能不完全取决于脾胃功能的强弱，但是脾胃功能不好，也会影响免疫功能，降低孩子的抗病能力，孩子就容易感冒。

另外，当孩子感冒时，多是外邪袭肺导致肺气失宣，肺部问题容易伤及脾脏，再加上儿童本来就"脾常不足"，在这种脾胃虚弱的状态下，脾运化功能得不到正常发挥而又会反过来影响到肺，使得肺虚无力抵御外邪，这样不仅不利于疾病的治疗，还可能让外邪更容易入侵而致肺部问题，如此恶性循环，使得感冒缠绵不愈或反复发作。

因此，孩子经常感冒，或感冒后难以痊愈，大多与脾胃虚弱有关。

✳ 与消化道有关的肠胃型感冒

除了经常说的风寒感冒、风热感冒外，肠胃型感冒也是感冒家族中的"一员大将"。肠胃型感冒是指伴有明显消化道症状的一种感冒，孩子感冒的症状往往从呕吐、腹痛或腹泻开始，之后才会出现发热、咳嗽等症状。

肠胃型感冒是如何发生的？与脾胃有何联系？中医认为，自然界有六种邪气——风、寒、暑、湿、燥、火，如果大量邪气入侵人体，就容易导致人体生理机能的失调，进而诱发不适症状或疾病，如感冒。在这六种邪气中，湿邪是极易侵犯人体的，它也可以与风、寒、暑、火结合，加重人体的不适。当湿与寒结合，形成寒湿之气，侵犯孩子的身体时，就会使孩子出现头晕、呕吐、腹泻等症状。

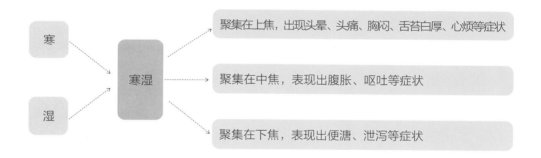

当孩子脾胃受到寒湿之气侵袭时，也会表现出上面的症状，引起身体不适。如果同时伴有发热、鼻塞、咳嗽等症状，那就是患了寒湿感冒。由于这种感冒与脾胃关系密切，所以又称肠胃型感冒。

由于肠胃型感冒先出现胃肠道的症状，所以，往往容易被当作肠胃炎处理。其实，它们并不是一回事儿。为帮助家长辨别，下面将肠胃型感冒与肠胃炎进行对比，方便家长了解。为避免出现误判，耽误孩子治疗，建议家长将孩子及时送医。

肠胃型感冒与肠胃炎的区别		
特征	肠胃型感冒	肠胃炎
恶心、呕吐	呕吐前难受，脸色不好，呕吐后明显改善	恶心、呕吐较为剧烈，而且越吐越难受，呕吐物常带有刺激性气味
腹痛、腹泻	排便后，腹痛会缓解	腹泻不止，排便后仍有不尽感
是否发热	是	肠炎会引起发热

2 饮食调脾胃，增强免疫力

小儿感冒的护理和预防有着自身的特点，不可用成人的用药方法和护理方法来对待。因此，饮食护理很重要。

✳ 饮食得当

孩子脾胃虚弱，消化功能也较差，所以，家长给感冒的孩子准备食物时应坚持清淡、易消化、有营养的原则。

在生病期间，人们一般都更偏爱流食，因此，可以根据孩子的身体状况和喜好选择食物。未开始添加辅食的小宝宝尽可能多喝奶；添加辅食阶段的宝宝除了增加喝奶次数，还可以适当增加摄入米粥的次数；大一些的孩子可以适当喝些清淡的汤、粥或吃些软面条等。

✳ 给孩子多喝水

感冒期间，孩子因发热、呼吸增快而增加体内水分的消耗，父母可以给孩子多喂白开水。6个月以内母乳喂养的孩子，可以多喂母乳。

尽管给孩子喝水有诸多好处，但不可盲目大量喂水，以免增加孩子肾脏的负担。

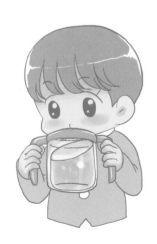

✳ 不强迫孩子进食

因脾胃虚弱和感冒引起的不适，孩子可能会表现出胃口不好，不愿意进食。此时，家长应充分尊重孩子的意愿，不强迫孩子进食，因为强迫孩子进食不但会引起孩子的不良情绪，还可能伤害孩子的脾胃功能。孩子会根据自己的需要吃东西，一旦疾病被治愈，孩子的食欲自然也会逐渐好转。如果长时间不愿进食，可以征求医生建议，是否需要酌情接受其他治疗。

包菜稀糊

● **原料**

包菜100克，大米60克。

● **调料**

白糖2克。

● **做法**

1 洗好的包菜切成条，装入碟中，备用。

2 取榨汁机，选择搅拌刀座组合。

3 把包菜条放入榨汁机中，倒入适量清水。

4 盖上盖，选择"搅拌"功能，将包菜榨成汁，倒入碗中。

5 选择干磨刀座组合，将大米磨成米碎，盛入碗中，备用。

6 取汤锅，置于大火上，倒入包菜汁、米碎，煮成黏稠状。

7 加入白糖，持续拌煮至白糖溶化，制成米糊。

8 关火，煮好的米糊盛出，装入碗中即可。

 食疗功效

　　包菜营养价值很高，富含维生素C、维生素E、胡萝卜素等营养元素，宝宝常食能提高机体免疫力、预防感冒，对身体发育也有益。

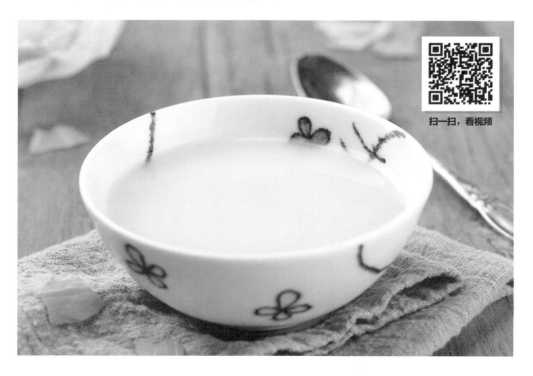

扫一扫，看视频

豆豉葱姜粥

● **原料**

水发大米200克，菜椒圈10克，豆豉30克，姜丝、葱花各少许。

● **调料**

盐3克，鸡粉2克，食用油适量。

● **做法**

1 砂锅注水烧开，倒入大米，加入少许食用油，拌匀。

2 盖上盖，烧开后转小火煮约30分钟至大米熟软。

3 揭盖，倒入豆豉、姜丝，搅拌均匀。

4 加盖，小火煮5分钟；揭盖，倒入菜椒圈。

5 加入盐、鸡粉，用锅勺拌匀调味。

6 煮好的粥盛出，装入碗中，再撒上少许葱花即可。

 食疗功效

中医认为，豆豉有发汗解表、清热透疹、宽中除烦、宣郁解毒之效，可辅助治疗感冒头痛、胸闷烦呕等病症。

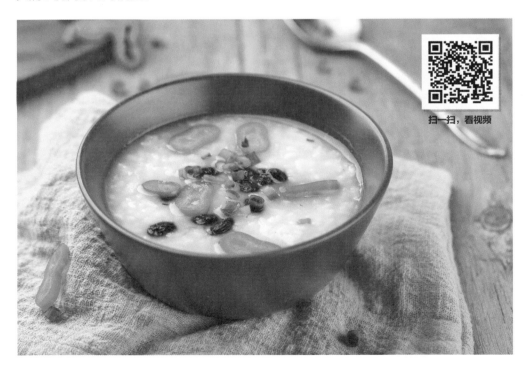

扫一扫，看视频

菊花荷叶茶

● **原料**

干荷叶碎15克，菊花20克。

● **做法**

1 蒸汽萃取壶接通电源，在内胆中注入清水至水位线。

2 放上漏斗，倒入干荷叶碎、菊花。

3 扣紧壶盖，按下"开关"键。

4 选择"萃取"功能，机器进入工作状态。

5 待机器自行运作5分钟，指示灯跳至"保温"状态。

6 断电后取出漏斗，菊花荷叶茶倒入杯中即可。

🍲 **食疗功效**

菊花含有挥发油、菊苷、黄酮类、菊色素、维生素和微量元素等，具有疏风、清热、明目等作用，尤其适合风热感冒患儿食用。

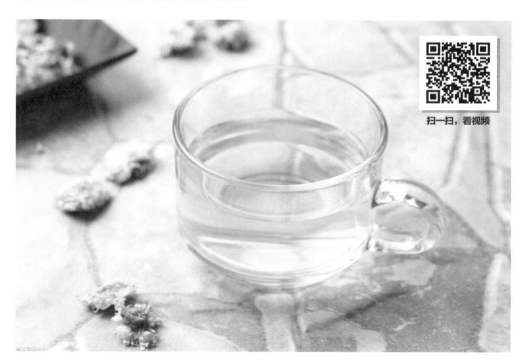

扫一扫，看视频

3 日常巧护理，孩子感冒好得快

感冒，是孩子日常生活中频发的疾病之一，但由于孩子自我护理能力有限，就需要父母细心的照顾，以缓解感冒引起的不适。同时，正确有效的护理还有助于孩子早日恢复健康。

✳ 避免让孩子着凉

着凉，是孩子生活中经常遇到的问题，尤其是在季节转换之际，稍有不慎，孩子就会着凉。着凉大多是由于外界较大的温差引起的，比如夜晚睡觉时的气温与白天气温相差较大，如果孩子睡觉踢被子，便容易着凉。在寒冷的冬日，孩子在室外活动时若穿衣不够保暖，也会着凉。即使夏季，孩子经常吹空调、吃冷饮，也可能着凉。孩子着凉后就容易感冒，为预防感冒的发生，家长该怎样避免让孩子着凉呢？

▼ 睡觉时要盖被子

睡觉时，人体除了心脏和肺外，大部分的肌肉都处于休息状态，肌肉收缩频率大幅降低，身体所产生的热量自然也随之减少。加之夜晚气温也较白天低，因此应注意保暖。如果孩子有踢被子的习惯，家长要经常起来给孩子盖被子，也可以让孩子穿儿童睡袋睡觉。

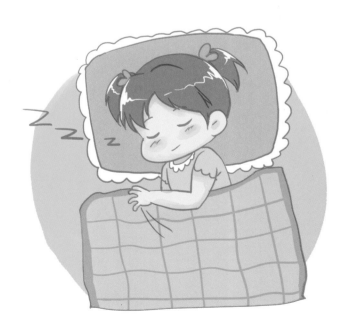

▼**空调房温度要适中**

夏季气温高，很多家庭会开空调，如果空调房温度过低，或孩子长时间待在空调房内，则可能受凉。空调房内的温度应该在26℃左右，且不宜让小孩对着空调吹。年龄较小的孩子最好穿长衣、长裤。

▼**随气温变化给孩子增减衣物**

季节交替时，孩子容易受凉，为此，要适当给孩子增减衣物。秋冬季节气温低，要注意防寒保暖；春季气温回升快，也不可给孩子减衣服太早，以免受凉。

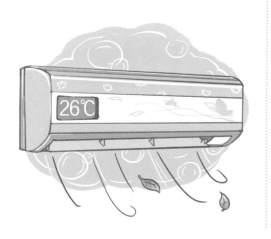

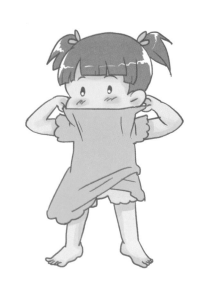

✳ **鼻塞，用蒸汽熏鼻**

鼻塞，是孩子感冒的常见症状之一。鼻塞会导致孩子呼吸不通畅，继而影响孩子睡眠。另外，对于婴幼儿来说，其咽鼓管尚未发育成熟，鼻咽部细菌及分泌物容易经过此管进入中耳的鼓室而引起中耳炎。当孩子鼻塞或者流鼻涕不止时，家长应注意改善和保持孩子鼻腔的畅通。

如果孩子鼻塞，可以将沸水倒入杯中，待水温降至60℃左右，让孩子口鼻对着杯口，持续吸入蒸汽；或是在浴室里制造水蒸气，让孩子去浴室里待一会儿。孩子的鼻腔吸入水蒸气有利于分泌物的排出，也可以通畅鼻腔，改善鼻塞的症状。

如果孩子鼻腔中的分泌物过多，父母就需要考虑将生理盐水滴鼻剂滴入孩子鼻腔中，以软化分泌物，并使用吸鼻器帮助吸除鼻腔中的黏液。

如果孩子的鼻塞症状过重，且上述处理方法都无法缓解孩子鼻塞时，那么父母就要考虑按照医嘱使用喷鼻药了。

✳ 受寒腹痛，热敷止痛

孩子受寒后，除了打喷嚏、流鼻涕、发热等症状外，有时还会伴有腹痛。这是因为孩子的腹部没什么脂肪，腹壁比较薄，尤其是肚脐周围。当孩子腹部受寒，胃肠道平滑肌受到寒冷的刺激，就可能发生强烈收缩，引起痉挛性腹痛。此外，孩子腹部受寒还会使肠蠕动加快，引起腹痛。因此，当确定孩子属于风寒感冒，且有腹痛症状时，可以给孩子热敷腹部。

具体操作：热水袋中装满开水，待水温稍冷却后，用干毛巾包住热水袋，自感不烫后轻轻放置在孩子腹部，热敷30分钟左右。热敷时，要不时移动热水袋，以免长时间接触，造成局部烫伤。

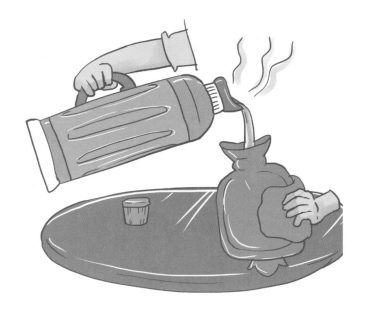

✳ 保证充足的休息

一般来说，感冒的症状会持续一个星期左右，不论服药与否。目前尚无治疗感冒的特效药物，因此，感冒期间好好休息，减少消耗，才能增强机体免疫力，利于康复。充足的睡眠有利于神经内分泌器官的功能稳定，从而有助于提高机体的免疫机能，有助于身体的恢复。

部分家长认为，感冒期间加强运动锻炼，促进身体的新陈代谢，也有助于感冒的恢复，但要注意，运动锻炼应遵守适度原则，不可使身体疲劳，这样才能达到增强体质的效果。

✳ 用藿香正气治肠胃型感冒

肠胃型感冒既有感冒的症状，又有消化道的病症。中医认为，肠胃型感冒是暑湿之邪同时进入体内，郁阻中焦脾胃引起的。因此，治疗肠胃型感冒的关键在于驱逐体内的暑湿之邪。

千年古方"藿香正气"，出自《太平惠民和剂局方》，由藿香、苏叶、茯苓、白芷等药物组成，有解表化湿、理气和中之功。现代药理研究证实，藿香正气有解痉、镇痛、推进胃肠蠕动、镇吐、增强细胞免疫、抑菌抗菌等作用。因此，可以用藿香正气治疗肠胃型感冒。

藿香正气方有很多的剂型，如藿香正气滴丸、藿香正气水、藿香正气软胶囊等。不同剂型各有其优缺点，一般推荐给孩子使用藿香正气滴丸，这是因为它有以下明显优势：

▼ 起效更快

藿香正气滴丸采用水溶性基质，药物成分直接以分子状态进入人体从而被吸收，5分钟快速溶解，起效明显快于其他剂型。

▼ 口感舒适

藿香正气滴丸是现代中药剂型，克服了传统剂型的不足，更容易被孩子接受。

▼ 对胃肠道没有刺激

临床发现，藿香正气滴丸不含酒精，对胃肠道没有明显的刺激，且服用后无不良反应。

TIPS 💙

无论家长给孩子服用何种剂型的藿香正气，在服药后最好给孩子喝一些温开水，来帮助孩子身体发汗，以促进药效的发挥。普通的肠胃型感冒服用藿香正气一天后，会得到明显的改善，否则，应及时带孩子就医。

✳ 在医生的指导下用药

孩子感冒需要用药时，所选的药物要适宜，最好在医生的指导下对症并遵医嘱处理，不要擅自给孩子服药，以免滥用药物对小儿娇嫩的脾胃造成损伤。因感冒引起食欲不振时，可以在医生的指导下进食一些具有健脾开胃功效的药膳，以促进脾胃功能健旺。脾胃健运则脾气充实，脾气充实则能抵御感冒。

4 对症按摩，防治感冒

尽管感冒的消退有一个过程，但如果不吃药、不打针就可以帮孩子改善感冒的不适症状，同时促进身体恢复，想必家长都是乐于接受的。中医按摩方法就是这样一种绿色、有效的疗愈疾病的方式。小儿感冒可以按哪些穴位？如何操作？下面来一一介绍。（找穴法详见160~161页的内容）

小儿感冒·按摩疗法

【坎宫穴】
位于自眉头起沿眉向眉梢成一条横线。

【天门穴】
位于两眉中间印堂至前发际成一条直线。

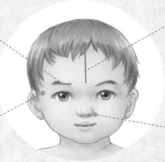

【太阳穴】
位于耳郭前面，前额两侧面，外眼角延长线上方处。

【迎香穴】
位于鼻翼外缘的中点旁，鼻唇沟的中间处。

【天河水】
位于前臂正中，自腕部至肘，成一直线处。

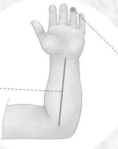

【肺经穴】
位于手掌无名指末节螺纹面。

【一窝风穴】
位于手背腕横纹正中凹陷处。

【三关穴】
位于前臂桡侧阳池至曲池成一直线。

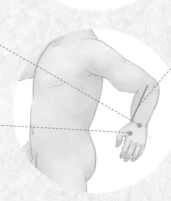

【合谷穴】
位于手背，第1、2掌骨间，第2掌骨桡侧的中点。

01 患儿仰卧，家长用双手拇指交替推摩天门穴1~2分钟。

02 用双手拇指从眉心推至眉梢，推摩坎宫穴30~50次。

03 拇指点揉太阳穴1~2分钟，用同样的方法按迎香穴1~2分钟。

04 家长一手握患儿手臂，一手食指和中指并拢，用指腹推摩天河水1~2分钟。

05 家长双手托住患儿手掌，用双手拇指点按一窝风穴30~50次，再用同样的方法点按合谷穴30~50次。

06 家长一手食指和中指并拢，用指腹推摩三关穴30~50次，再用食指指腹轻推肺经穴30~50次。

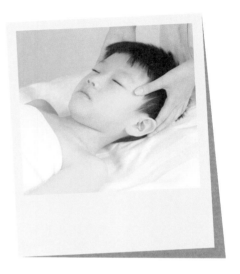

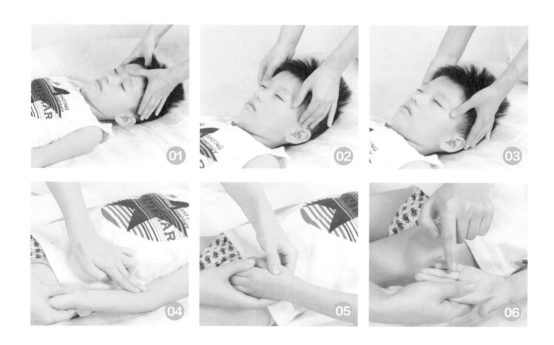

二 孩子总发热，脾胃正气不足

发热是一种症状，是身体与疾病抗争的反应。孩子反复发热，一方面说明他身体免疫力强，另一方面说明身体并未完全修复。因此，孩子发热总不好，也可能是体质问题。

1 孩子老发热，问题可能在脾胃

体表温度高、畏寒，是发热期间的常见表现，然而，细心的妈妈会发现，孩子发热时的症状不尽相同。比如这次是流清水鼻涕，不太流汗，下次发热的症状就变成了流黄鼻涕，还伴有嗓子痛。其实这些就是不同类型的小儿发热所带来的不同身体表现症状。下面来了解一下发热的不同类型、症状及其原因。

小儿发热常见类型及表现		
发热类型	发热症状	发热原因
风寒发热	像鸡蛋清一样的鼻涕或是痰液，不出汗，可能会伴随浑身发冷、疼痛、脖子僵硬或是头痛	身体过度劳累；饮食没有节制，遇到风寒邪气入侵；天气突变，气温骤降，寒气进入体内
风热发热	流黄浊鼻涕、吐黄黏痰，淡黄色或黄色舌苔，咽喉、扁桃体发红甚至肿痛，微有出汗	劳累、饮食不节或起居无常；身体受风热之邪侵袭；在已经受风寒以后逐渐转变为风热发热
积食发热	腹胀，口中异味，舌头发红，舌苔厚（黄），大便不调，睡卧不宁；呕吐、口腔溃疡、手足心热、出汗以及过敏	当孩子积食时，身体要调动正气去消化这些多余的食物，用于抵抗病菌的力量就减弱了，所以积食也容易引起发热
夹惊发热	哭闹不安，甚至一直哭个不停；手足抽动是夹惊发热中比较严重的症状；面色发青、耳郭发冷	中医认为孩子"神气怯弱"，容易受到外界事物的惊吓，恰恰遇上孩子发热，就成为夹惊发热

从表中可以得知，不管是何种类型的发热，究其原因，主要有以下三点：一是生活作息习惯不良，导致身体免疫力低；二是身体受到邪气入侵；三是积食。这都与脾胃功能有着一定的联系。因此，从某种程度上说，发热也可能与脾胃虚弱有关。

✳ 邪气入侵引起的发热

当寒邪入侵人体时，体内的正气就会和寒邪进行斗争。如果孩子正气足，与寒邪斗争的范围大、激烈，孩子会发热或高热；相反，如果孩子体内正气不足，则无法与寒邪斗争，任由寒邪入侵体内，则不会引起发热或只是低热。

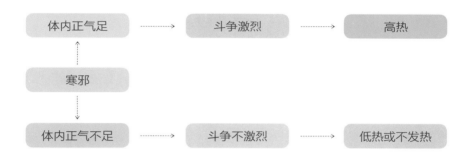

热邪侵入人体引起的发热和寒邪不同，如果孩子缺水或阴液不足，孩子身体就会出现明显的热证，如咽喉肿痛，舌苔厚、咯黄痰等。如果孩子发热厉害，则会加重身体的损伤。为此，应及早采取应对措施。

由于大部分孩子都是阳性体质，如果身体抵抗力弱，邪气入侵后则容易出现自卫反应，引起发热。

✳ 积食引起的发热

中医认为，胃主受纳，脾主运化。如果孩子进食过量，但脾来不及将胃中的食物运化吸收排出，导致食物残留在胃肠道内，加重脾胃的消化负担，进而损伤脾胃。脾胃受损时，一旦遇到邪气入侵，就容易引起身体的自卫反应，也就会出现发热。

与此同时，当孩子出现积食，身体就要调动体内的正气去消化这些多余的食物，而用以抵抗病菌的力量也随之减弱。身体免疫力低下时，则容易出现发热的症状。

2 饮食精细，护理发热患儿

孩子发热期间，身体为抵御邪气，能量消耗较大，加之孩子消化功能减退，容易出现缺乏食欲的现象。为帮孩子补充能量，提升抵抗力，可以为孩子准备清淡、易消化的食物，同时积极帮助孩子退热。

✳ 饮食要精细

孩子发热期间，其消化功能会有所减退，胃肠道功能较弱，不爱吃东西，这时家长应该在饮食上多花些心思。给孩子准备一些清淡、易消化的食物，如米汤、鱼汤、奶类等。等体温降下来后，再改为半流质食物，如粥、软面条等。同时，避免食用容易引起孩子上火的食物。

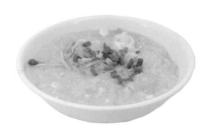

✳ 适量食用清热食物

孩子发热期间，可根据孩子的病理症状或在医生的指导下，给孩子准备合适的食物。一般来说，可适当吃些有清热、排毒、利尿功效的食物，如绿豆、荸荠、西瓜等，有助于补充水分，帮助身体散热、排出毒素，促进疾病康复。

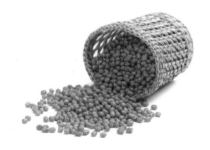

✳ 多喝水

孩子发热时，由于体温偏高，再加上出汗增多，体内往往会流失很多水分，导致排尿有所减少。多喝水，可以有效弥补体内流失的水分，多生成的尿液和汗液也可以带走部分热量，同时促进体内毒素的排出，帮助患儿实现降温。

给孩子喂水应注意少量多次，经常性地让孩子喝一定量的水，而不是一次性让孩子多喝。孩子的饮水应以温开水为主，且建议家长们根据孩子的体重进行补水。孩子发热期间因水分流失较快，可以适当增加饮水量。

桑叶荷叶粳米粥

● 原料

桑叶、荷叶各10克，水发大米150克，小米80克。

● 调料

白糖15克。

● 做法

1　砂锅注水烧开，倒入洗净的桑叶、荷叶，搅拌均匀。

2　盖上盖，用小火煮15分钟，至其析出有效成分。

3　揭盖，把桑叶和荷叶捞干净。

4　倒入洗好的大米、小米，搅拌均匀。

5　盖上盖，用小火续煮30分钟，至米粒熟透。

6　揭盖，放入适量白糖，拌匀，至白糖完全溶化。

7　关火后将煮好的粥盛出，装入碗中即可。

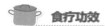 食疗功效

　　桑叶有祛风清热、凉血明目的功效，适用于风温发热、头痛、目赤、口渴、肺热咳嗽等症。

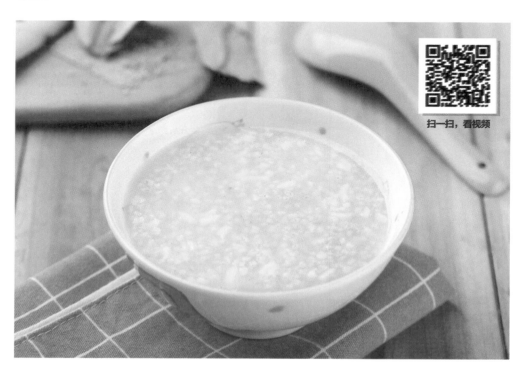

扫一扫，看视频

果汁白菜心

● **原料**

橘子90克，大白菜100克，胡萝卜70克，香菜少许。

● **做法**

1 洗净的胡萝卜切粒，大白菜切粒，香菜切段，橘子掰成瓣。

2 取榨汁机，选搅拌刀座组合，倒入备好的材料，加入适量清水。

3 盖上盖，选择"搅拌"功能，榨成蔬果汁，倒入碗中。

4 蔬果汁倒入汤锅中，小火煮约1分钟，烧开，拌匀。

5 煮好的蔬果汁盛出，装入碗中即可。

食疗功效

　　此款果汁口味清淡，营养丰富，孩子发热期间适量饮用，能补充机体流失的津液，促进身体痊愈。

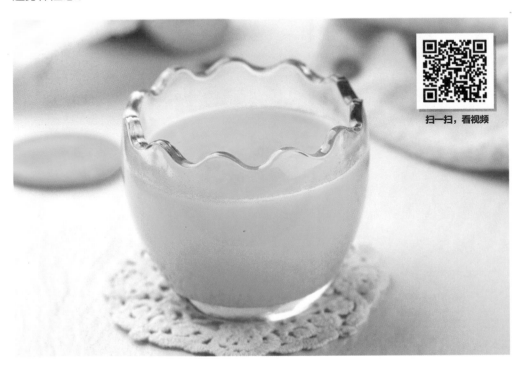

扫一扫，看视频

绿豆百合饮

● **原料**

水发绿豆40克，鲜百合25克，莲子适量。

● **做法**

1 洗净的莲子倒入豆浆机中。

2 加入洗好的百合、绿豆。

3 注入适量清水，至水位线即可。

4 盖上豆浆机机头，选择"五谷"程序，再按"开始"键，开始打浆。

5 待豆浆机运转约15分钟，即成豆浆。

6 豆浆机断电，取下机头，煮好的豆浆倒入滤网。

7 用汤匙轻轻搅拌，滤取豆浆。

8 滤好的豆浆倒入碗中，汤匙撇去浮沫即可。

食疗功效

绿豆含有蛋白质、膳食纤维、B族维生素、铁、磷、钾、镁等营养成分，具有清热解毒、增进食欲等功效。孩子发热时可以多喝一点绿豆百合饮。

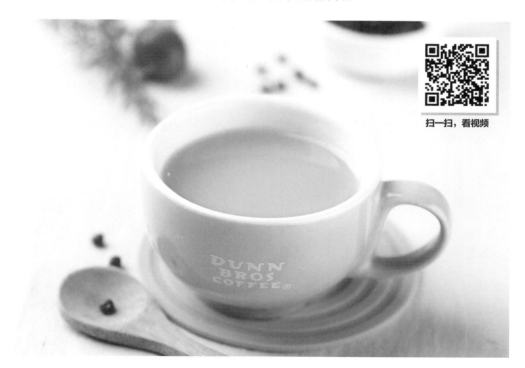

扫一扫，看视频

3 护理发热患儿，家长需谨慎

孩子发热，家长非常担忧，总担心会引起脑部损伤。其实，发热是孩子身体的自卫反应，当孩子出现发热症状时，家长应冷静对待，做好相应的降温处理，帮助孩子尽早恢复。

✳ 定时测量体温，观察不适症状

孩子发热期间，定时测量体温，并观察孩子的不适症状，可以了解孩子病情的变化，并做出及时的处理。

如果孩子腋下温度超过37℃，口腔温度超过37.3℃，直肠温度超过37.5℃，则可判定孩子发热。之后应每2小时测量一次体温，并详细记录。

正确体温测量方法

体温测量一般分为口腔、腋下和肛门，大部分家长会选择腋下测量。给宝宝测量体温前要确保体温计的水银线在35℃以下。然后将孩子的腋窝皮肤表面的汗液擦干，再将体温计的水银头部放在腋窝中间，上臂要紧贴着胸壁夹紧体温计，至少要保持5分钟。取出体温计后，向着光亮处，横持体温计缓缓转动，看见表内比较粗的水银柱所指示的刻度，就是孩子的体温度数。

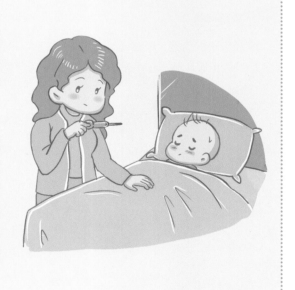

在观察体温变化之余，家长还应留意孩子的脸色和精神状态，观察孩子是否出现其他不适症状，例如腹泻、呕吐、缺乏精神等。如果孩子精神状态好，且无其他不适症状，即使体温超过38.5℃，也不要急着就医；反之，如果孩子缺乏精神，且有嗜睡、呕吐等症状，请及时就医。

✳ 体温 38.5℃以下，首选物理降温

发热是人体的自我保护机制之一，是人体在调动免疫系统来对抗感染的过程中表现出来的一种症状。体温的高低与疾病的严重程度不成正比，个人的体质不同，体温调节的敏感度也会不同。对于大多数3个月以上的孩子而言，发热本身并不危险，因此，只要他们腋下温度在38.5℃以下，表现出来的精神状态良好，进食、活动也没有受到很大的影响，就没有必要使用药物退热，可以先试为孩子进行物理降温。

温水擦浴、温湿敷是常用的物理降温方法，家长可以参考。

温水擦浴是利用温水接触皮肤，通过蒸发、传导作用增加机体散热，达到降温目的的一种物理退热方式。具体操作方法如下：

▼ Step 1

将室温调至26℃；准备一盆32~34℃的温水；将冰袋置于孩子头部，以防擦浴时表皮血管收缩、头部充血；热水袋置于足底，避免患儿打寒战及不适。

▼ Step 2

解开孩子的衣物，将小毛巾浸湿后拧至半干，缠于操作者的手上，以离心方向分别拍拭孩子的上肢、下肢、背部；每侧肢体或背部擦浴时间3分钟，全过程不超过20分钟；腋下、腹股沟是大血管经过处要延长拍拭时间；禁止擦浴胸前区、腹部、后颈、足心等部分，以免引起不良反应。

▼ Step 3

拍拭后，用浴巾擦干孩子皮肤，撤去热水袋，协助患儿取舒适体位。

▼ Step 4

半个小时后，为患儿复测体温，若体温降至37.5℃以下，取下头部冰袋。

温湿敷指的是用温热毛巾敷于身体部分部位（通常是额头），可致皮肤血管扩张，利于体内热量散出的一种物理退热方式。

具体操作为准备好35℃左右的温水，将毛巾打湿，拧至半湿后叠好，放在孩子的额头上。隔10~15分钟换一次毛巾。

注意不能用冷毛巾为患儿降温。

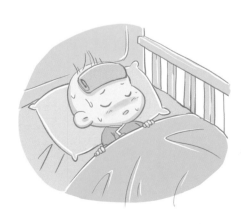

用酒精擦浴，往往达不到理想的降温效果。因为酒精在蒸发过程中会带走皮肤表面的热量，使皮肤收缩出现寒战反应，更不利于体内热量散发。其次，孩子的皮肤很娇嫩，而酒精刺激可能造成皮肤过敏，甚至发生酒精中毒。因此，在物理降温中，并不推荐使用酒精。

✱ 体温 38.5℃以上，需用退热药或就医

如果经过物理降温，孩子体温仍然无法降低，或体温连续3天超过38.5℃，则需要使用退热药。常用的退热药是美林布洛芬混悬液，具体用量应在医师的指导下使用，家长切不可自行用药。

退热药的起效需要一个过程，一般在半小时到2小时之间。服药后要注意观察体温和患儿的表现，不要急着加药或换药，以免引起药物过量。很多人为了快速降温，不到间隔时间马上又服用同种药，或者同时服用其他的退热药，这样做容易造成退热药蓄积，损伤肝肾。

当体温降到38.5℃以下时，机体的免疫保护机制得到恢复，可通过物理降温措施调节。此时可以停药，以减少药物对孩子身体的损伤。

如果用药3次无效，请及时就医。如果不能明确引起孩子发热的原因，也应及时就医，以免延误治疗时机。

✱ 高热惊厥，家长要做的事

小儿大脑下中枢神经的兴奋度比较高，而大脑皮层的发育还不成熟，当遇到很强的刺激（如体温骤然升高），大脑皮层对皮层下结构就不能很好地控制，会引起神经细胞暂时性功能紊乱，出现惊厥。高热惊厥，多见于6个月～3岁的孩子。

尽管这种因体温升高引起的惊厥持续几秒钟到几分钟后，孩子就会神志清醒，但家长在孩子出现惊厥反应时，往往因不甚了解具体原因，而有些不知所措，甚至手忙脚乱。作为家长，在担忧之余，应该给孩子正确的护理，以防孩子在抽搐时出现咬伤舌头、摔伤、异物吸入等意外。

当孩子因为高热出现惊厥反应时，家长应将孩子放在床上侧卧，同时解开孩子的衣服。之后，在孩子的上下牙之间放一布垫或用压舌板外包纱布，如果孩子的牙齿紧闭，也不必强行撬开，防止孩子咬伤舌头。如果患儿口鼻中有分泌物，要及时清理干净。做好这

些准备之后，用拇指指端用力按压患儿的人中穴和合谷穴，直到患儿发出哭声。之后，可带孩子就医。

一般情况下，高热引起的惊厥不会对孩子的神经系统产生结构性损伤而影响大脑发育或智商，更不会危及生命。但是，也有个别孩子可能会从惊厥变为癫痫，所以，为防止不良后果，在孩子惊厥停止、意识恢复后，家长还是应该带孩子就医。

在处理孩子高热惊厥的过程中，家长应注意，如果患儿可能症状较为严重，持续抽搐超过5分钟，或短时间内反复发作，就预示着病情较重，应立即带孩子就医。就医途中，家长应留心孩子的呼吸，保障其呼吸顺畅，切不可带着孩子奔跑，以防造成窒息。

TIPS

患儿在抽搐时不会咳嗽，也不会吞咽，所以要将其侧卧，让口腔、鼻腔的分泌物自行流出。如果患儿口腔、鼻腔中分泌物太多，最好用吸管吸出，并确保孩子呼吸畅通，以免堵住气管引起窒息。

✳ 发热期间不宜捂

大部分家长认为，孩子发热的时候盖上被子捂出一身大汗，可以帮助孩子缓解发热。事实上，这种做法是不正确、不科学的。

孩子心脏力量较弱，每次心脏搏动到达手脚末端的血液少，平日会出现手脚偏凉于身体的现象。发热时，身体会动用更多的血液到体内重要脏器，导致手脚越发偏凉。如果发热持久未退，原因可能比较复杂，此时不宜盲目降温，如：利用捂被子发汗来降温。这样做可

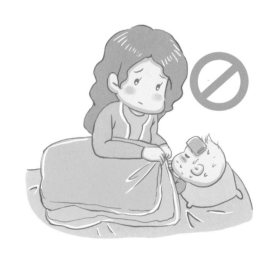

能会导致孩子的体温短时间内急剧上升，引起高热惊厥，甚至脱水。

因此，家长在孩子发热时，最好不要采用"捂被子"的方法。而是应该积极求助医生，查出发热的具体原因，从而对症治疗。

4 **中医推拿，退热也有效**

家长在想办法给孩子退热时，除了物理降温方法外，还可以考虑使用中医推拿方法。按摩部分具有清热、发汗解表功效的穴位，也能起到退热的效果，且对孩子无不良影响。下面介绍孩子发热期间有助于退热的穴位和操作方法，供家长学习。（找穴法详见160~161页的内容）

小儿发热·按摩疗法

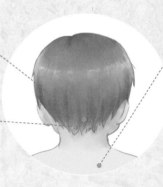

【风府穴】

位于项后正中入发际上1寸凹陷处。

【风池穴】

位于后颈部，胸锁乳突肌与斜方肌上端之间的凹陷处。

【风门穴】

位于背部，第2胸椎棘突下，旁开1.5寸。

【天河水】

位于前臂正中，自腕部至肘，成一直线。

【尺泽穴】

位于手臂内侧面，在肘横纹中，肱二头肌腱桡侧凹陷处。

【肺经】

位于手掌无名指末节罗纹面。

【六腑】

位于前臂尺侧，阴池穴至肘成一直线。

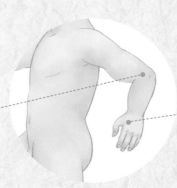

【曲池穴】

位于肘横纹外侧，肱骨外上髁内缘凹陷处。

【合谷穴】

位于手背，第1、2掌骨之间，第2掌骨桡侧中点处。

01 患儿仰卧，家长双手对掌搓热掌心，手掌呈真空状有节奏地拍打曲池穴和尺泽穴各30~50次。

02 用拇指指腹用力点揉合谷穴1~2分钟。

03 家长一手固定患儿手掌，一手食指和中指并拢，用指腹自下而上推摩天河水穴，推30~50次，以皮肤发红、发热为度。

04 用同样的方法操作六腑穴，自上而下推摩30~50次，以皮肤发红、发热为度。

05 用拇指指腹推摩肺经穴1~2分钟。

06 患儿转为俯卧位，家长用拇指指腹点揉风池穴、风府穴、风门穴各1~2分钟。

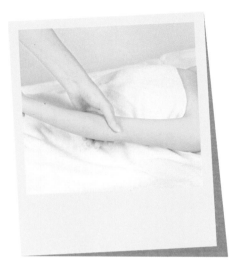

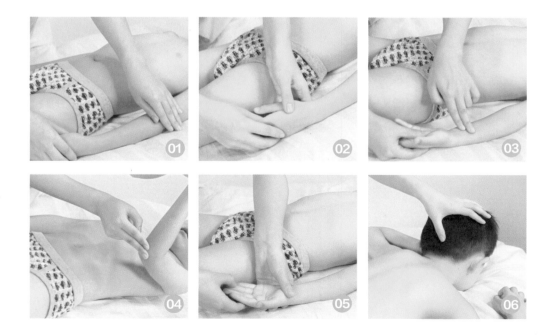

三 孩子久咳不止，根在脾胃虚

孩子本就体质娇弱，抵抗力低，稍有不慎就会被疾病所侵袭，尤其是婴幼儿。听着孩子一声声地咳，用药之后也不见好转，家长更是心疼和着急，其实孩子咳嗽不只是肺部不适引起的，脾胃虚弱才是根源。

1 孩子咳嗽，不一定都是坏事

严格来说，咳嗽不是疾病，而是一种症状，是身体出现不适的一种机体反应，也是身体重要的防御机制。由此可见，孩子咳嗽并不一定是坏事，家长不必过于紧张，不要孩子一咳嗽就马上让其吃药。

当呼吸道受到病菌侵袭或吸入异物、分泌物时，为了排除这些刺激，机体会自发出现咳嗽的症状。呼吸系统表面的黏膜上布满分泌腺和细小绒毛，当呼吸道黏膜受到刺激，分泌腺会相应增加分泌物，连带着呼吸道黏膜上的绒毛加速摆动，使分泌物排出肺部，在绒毛摆动的过程中，呼吸加速，气流快速喷出，咳嗽就产生了。

咳嗽产生流程图

人体受到病毒、细菌、异物等刺激 ┈┈▶ 呼吸道黏膜分泌腺增加分泌，产生分泌物 ┈┈▶ 呼吸道黏膜上的绒毛加速摆动，呼吸加速，气流喷出

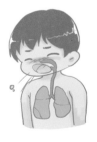

咳嗽产生 ◀┈┈┈┈┈

由此可见，咳嗽是人体的一种防御行为，具有排出呼吸道刺激因子、抵御感染的作用。如果强行压制咳嗽，气管内的异物排不出来，反而会诱发更严重的疾病。当孩子咳嗽时，家长首先应注意孩子咳嗽的类型和状态，仔细观察，查找原因，根据孩子咳嗽的实际情况采取合适的处理措施。

2 脾胃虚弱，肺阴不足

脾与肺关系密切，脾属土，肺属金，脾与胃相表里，其功能相辅相成，故肺部的津气盛衰、功能强弱自然与脾胃功能的强弱密切相关。如果脾胃虚弱，运化失常，肺也会受到影响，肺阴不足，咳嗽就容易产生。

有医书记载"肺不伤不咳，脾不伤不久咳"，意思是孩子久咳不愈，大多是因为脾损伤导致的。脾受损，变得虚弱，常常会出现运化无力、脾失健运、气血生化不足等症状，从而导致体内津液不能上输于肺，或者停滞于体内，加之正气亏虚，肺部受到影响，不能正常运行。再加上小儿肺脏娇弱，出现肺气虚弱，肺气不足就会使痰液滋生，很容易导致咳嗽发生。

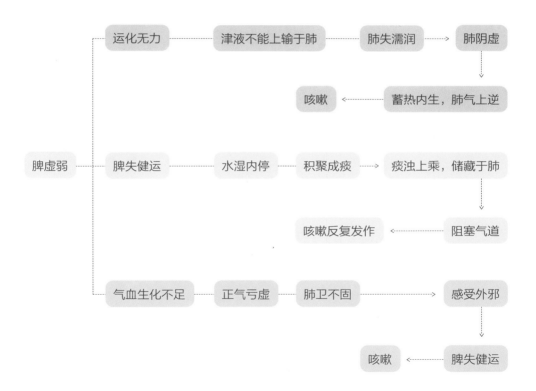

由此可见，孩子咳嗽的根源在于脾胃虚弱，所以当孩子咳嗽时，要找到病因，脾肺同治，强健脾胃功能，提高孩子自身免疫力，改善虚弱体质，从根本上解决孩子反复咳嗽的问题。

3 饮食补脾，巧止咳

得当的日常饮食，能帮助孩子恢复身体健康。作为孩子的营养师，家长有必要掌握相关的饮食技巧，帮孩子构筑起属于自己的健康体质。

✳ 给孩子吃清淡、温暖、稀软的食物

在孩子的日常饮食中，尤其是生病期间，一定要少油、少糖、少盐、清淡饮食。太过油腻、味甜的食物，会加重咳嗽，且痰液黏稠，阻塞呼吸道，使孩子病情难以治愈。同时，多吃温热食物，能保护人的肺脏和脾胃的正常功能，避免聚湿生痰。所以，家长平时应多为孩子准备温热的食物。稀软食物易于咀嚼，人体也易消化吸收，既可满足孩子生病时的热能消耗和体能代谢之需，又不会因为进食脂肪、蛋白质过多而出现饱胀现象，影响肠胃正常功能的运行。糊类、羹汤、稀饭等食物，适合孩子在生病期间食用。

✳ 多给孩子吃健脾化湿的食物

如果孩子是痰湿蕴藏肺部导致的咳嗽，家长可以给孩子食用一些健脾化湿的食物，例如：薏米、山药、芋头等，以增强脾的运化功能，消除水湿，缓解咳嗽。

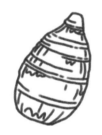

✳ 饮食忌寒凉，避免伤及脾胃

寒凉食物通常分为两种，一种是螃蟹、蛤蜊等性味寒凉的食物，一种是冷饮、冰冻食物等温度过低的食物。这些食物的摄入会引起肺气闭塞或不宣或上逆等，加重咳嗽，且伤及脾胃，加重体内湿气、痰液滋生，从而导致孩子久咳不愈，反复发作。所以家长要少给孩子吃寒凉的食物。

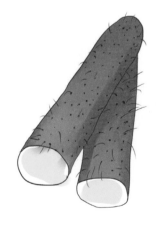

麻贝梨

● **原料**

雪梨120克，川贝母粉、麻黄各少许。

● **做法**

1 洗净的雪梨切去顶部，挖出里面的瓤，制成雪梨盅，待用。

2 在雪梨盅内放入川贝母粉、麻黄。

3 注入适量清水，盖上盅盖。

4 蒸锅上火烧开，雪梨盅放入蒸盘中。

5 盖上盖，用小火蒸20分钟。

6 揭盖，关火后取出雪梨盅，打开盅盖，拣出麻黄，趁热饮用即可。

 食疗功效

　　雪梨含有蛋白质、果糖、苹果酸、胡萝卜素及多种维生素，能保护心脏、润肺止咳，清淡有营养。咳嗽患儿可多食用麻贝梨。

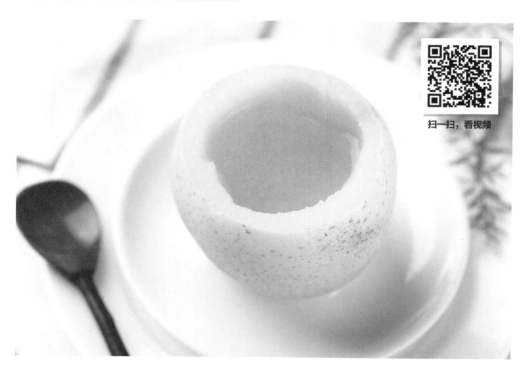

扫一扫，看视频

清润南瓜糖水

● **原料**

南瓜150克，水发银耳100克，枸杞子5克。

● **调料**

冰糖20克。

● **做法**

1 洗净已去皮的南瓜切小块，洗净的银耳切块。

2 锅中倒入约1000毫升的清水，大火烧开。

3 倒入南瓜块，加盖，煮约3分钟至熟透。

4 揭盖，加入银耳、冰糖。

5 盖上盖，煮约2分钟，至冰糖全部溶化。

6 撒入洗净的枸杞子，用锅勺拌匀。

7 关火，盛出做好的糖水，放凉后饮用即可。

 食疗功效

　　咳嗽时喝些糖水能起到止咳平喘的作用。这款清润南瓜糖水中银耳、南瓜、冰糖等都是不错的止咳食材。

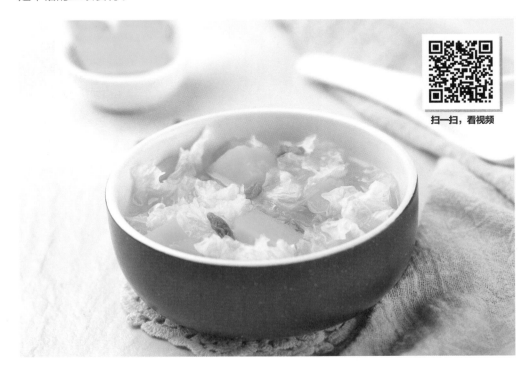

扫一扫，看视频

甘草茶

● **原料**

甘草10克。

● **调料**

冰糖30克。

● **做法**

1 砂锅中注入适量清水烧开。

2 放入备好的甘草、冰糖，拌匀。

3 盖上盖，烧开后用小火煮20分钟，至药材析出有效成分。

4 揭盖，盛出煮好的药茶装入碗中，待稍微放凉后饮用即可。

食疗功效

　　甘草含有甘草甜素、甘草酸、树脂等成分，具有补脾益气、清热解毒、祛痰止咳、清咽利嗓等功效，适合咳嗽患儿食用。

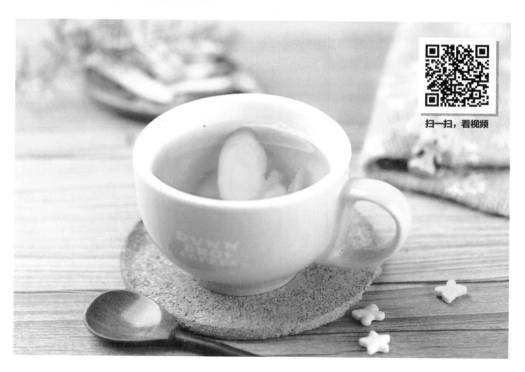

扫一扫，看视频

4 护理咳嗽的孩子，起居关怀要细致

中医常说"三分治，七分养"，说明了日常起居照顾的重要性。孩子咳嗽也是同样的道理，除了积极采取正确、有效的医疗救治之外，也要重视日常起居方面的调养，有利于病情痊愈。

✳ 保持室内空气清新，温、湿适宜

污浊的空气会对呼吸道黏膜产生刺激，充血、水肿、分泌物异常等会加重孩子咳嗽的症状。因此，家长要注意室内通风，保持室内空气清新。同时，室内的温度、湿度也会影响室内空气质量，对孩子的呼吸系统也有影响。

◆干燥的空气中细小颗粒容易进入孩子的咽喉和气管，进而引起咽喉发炎及气管不适，也容易引起小儿咳嗽。建议家长使用加湿器来增加空气湿度，以滋润孩子的呼吸道，改善咳嗽的症状。

◆使用加湿器时，建议将室内湿度保持在50%左右，湿度过大也会诱发咳嗽、哮喘等呼吸道疾病。加湿器应每天换水，定期消毒，不要长时间使用。加湿器应放在孩子可以呼吸到，但不会碰到的地方。

◆室内温度过低，冷空气被孩子吸入体内，会刺激呼吸道诱发咳嗽，而且会降低孩子的免疫力，不利于疾病疗愈。室温过高，还可能使病情加重。如果孩子还伴有发热症状，室温过高则不利于身体散热。

◆冬季，给房间适当升温。空调、小太阳、暖脚器等，都是不错的取暖设备，但要恰当使用。给窗户换上密封条，保暖效果会更好，虽然冬季的室外空气质量较差，但天气晴好的中午，也要开窗通风。

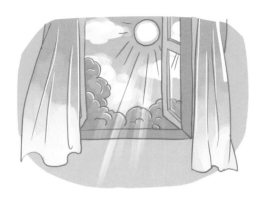

◆夏季气温较高，室内温度控制在26℃左右为宜，孩子的体感也较为舒适。但不能因为贪凉而盲目使用空调。

家长可以在早晚天气凉爽的时段开窗通风，这样既能降低室内温度，还能保持室内空气清新；尽量使用铺凉席、放置冰块等传统方式降温，同时室内湿度维持在50%左右；此外，孩子不适合长时间待在空调房内或频繁进出空调房，以免着凉感冒或让其他疾病有机可乘。

✳ 巧用热水袋，敷背止咳

孩子咳嗽可由多种病因引起，不同病因下的咳嗽症状不同，相应的治疗方法也不尽相同。例如风寒咳嗽，就是孩子外感风寒而引起的，常有咳稀白痰、嗓子痒、流鼻涕、怕冷等症状，建议家长巧用热水袋敷背，帮助孩子止咳。

寒邪入体，使肺部积郁寒气，此时借助热水袋敷背，热气通过背部传达到呼吸道、气管、肺等部位，使其血管受热扩张，加速血液循环，以达到驱散寒气的功效，对缓和小儿咳嗽有一定的效果。但需要提醒家长注意的是，如果孩子的咳嗽是由肺热引起的，肺部本就聚集热气，再热敷会加重病情。所以，一定要向医生询问清楚，是否为风寒引起的咳嗽，再决定是否帮助孩子热敷。

热水袋水温保持在40℃左右为宜。敷背时，最好先用一块毛巾包住热水袋，然后轻敷于后背。

每次敷背控制在30分钟左右，也可根据病情的轻重，适当延长或缩短时间。

不要总是固定在一个地方敷，可前后左右来回移动热水袋，这样散热的范围更广。

热水袋灌入热水至内部1/2～2/3，排尽袋内空气，拧紧塞子，倒提热水袋并轻挤一下，检查是否漏水。

观察孩子局部皮肤颜色，如发现皮肤潮红，应立即停用。

✴ 咳嗽严重时尝试用蒸汽止咳

无论是哪种原因引起的咳嗽，将呼吸道的病菌或分泌物进行"冲洗"，均可有效缓解孩子咳嗽的症状。通常，简单易行的冲洗办法是吸入蒸汽，家长可协助孩子一起进行。

▼方法一

将沸水倒入杯中，待水温降至60℃左右，让孩子将口鼻对准杯口，吸入蒸汽。家长要在一旁协助，以免孩子烫伤。

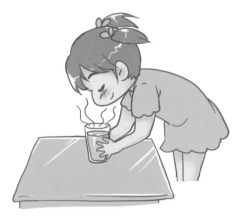

▼方法二

让孩子在充满蒸汽的浴室内待上5分钟，吸入的蒸汽有助于清除肺部黏液，可以起到冲洗呼吸道的效果，平息咳嗽。

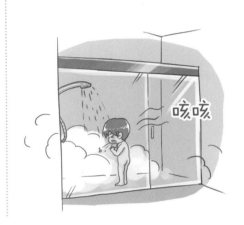

✴ 雾霾天气，少带孩子外出

经济发展带来许多的好处，也带来了诸多环境问题，雾霾天气越来越频繁地出现在人们的日常生活中。战胜雾霾天气对于呼吸系统还不健全的孩子来说，是一项不小的挑战。尤其是孩子咳嗽期间，家长应少带孩子外出。

雾霾天气，室外空气质量较差，空气中的细菌、病毒、微生物会附着在漂浮物中。同时，空气中的细颗粒物不受鼻黏膜的阻挡，可吸入肺中，导致孩子出现咳嗽、哮喘等呼吸道系统疾病。如果不得不外出，一定要佩戴口罩，回家后立即清洗面部及裸露在外的皮肤，以去掉附着在皮肤上的颗粒物。当然，还要漱口，以清除口腔内的脏东西。

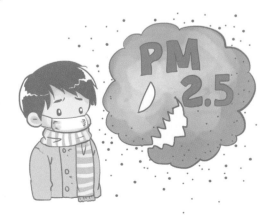

✳ 夜间咳嗽严重，垫高孩子上半身

很多家长发现，孩子在白天咳嗽的程度比较轻，到晚上就咳个不停，连安稳觉都睡不了。这时，家长不妨试试将孩子的上半身垫高。孩子在入睡时，将其上半身垫高，咳嗽的症状会有所缓解。因为当孩子平躺时，鼻腔内的分泌物很容易流到喉咙下面，引起咽喉不适，使得孩子夜间咳嗽加重，将孩子上半身抬起后，可减少分泌物向后流动。

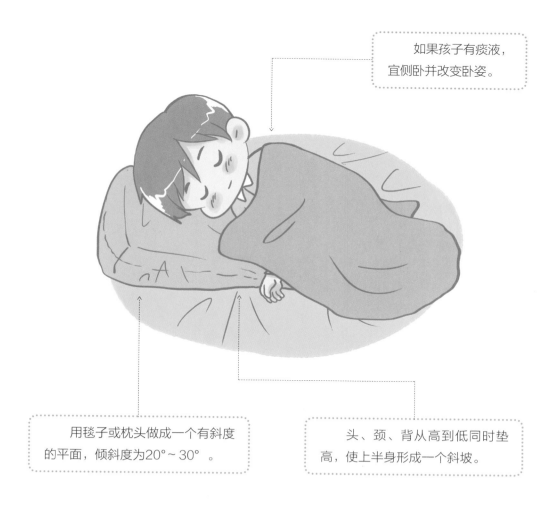

如果孩子有痰液，宜侧卧并改变卧姿。

用毯子或枕头做成一个有斜度的平面，倾斜度为20°～30°。

头、颈、背从高到低同时垫高，使上半身形成一个斜坡。

将孩子上半身垫高后，家长还要帮助其左右侧轮换着睡，这样做有助于呼吸道分泌物排出。咳嗽的孩子喂奶后不要马上躺下睡觉，以防其突然咳嗽，引起吐奶或误吸。如果出现误吸、呛咳，应立即将孩子的脚抬高，保持头低脚高的姿势，并轻拍背部，引导孩子主动咳嗽，通过咳嗽产生的气流将吸入物咳出。

5 推拿按摩，补脾又止咳

推拿按摩通过不同手法刺激孩子的穴位，使孩子舒经活络、气血畅通，还可以起到调整脏腑功能、祛病保健的功效。家长可以根据书中的详细介绍，为孩子进行推拿按摩，起到补脾止咳的功效。（找穴法详见160~161页的内容）

小儿咳嗽·按摩疗法

【风府穴】

位于项后正中入发际上1寸凹陷处。

【风池穴】

位于后颈部，胸锁乳突肌与斜方肌上端之间的凹陷处。

【合谷穴】

位于手背，第1、2掌骨间，第2掌骨桡侧的中点。

【少商穴】

位于大拇指桡侧指甲旁开0.1寸。

【缺盆穴】

位于锁骨上窝中点凹陷处。

【中府穴】

位于胸部，横平第1肋间隙，锁骨下窝外侧，前正中线旁开6寸。

【肺俞穴】

位于第3胸椎棘突下，后正中线旁开1.5寸。

【膻中穴】

位于任脉上，两乳头连线的中点。

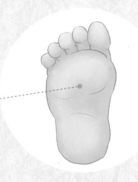

【涌泉穴】

位于足底中线前1/3的凹陷处。

01 患儿俯卧位，家长用拇指指腹按揉风池穴、风府穴、肺俞穴各1~2分钟。

02 患儿转为仰卧，家长用拇指指腹按揉缺盆穴、中府穴各1~2分钟。

03 家长用单手拇指的指腹点揉膻中穴30~50次。

04 家长用拇指指腹点按合谷穴1~2分钟。

05 家长将食指和中指弯曲刮擦患儿少商穴1~2分钟。

06 家长用拇指的指腹点按涌泉穴，点按30~50次。

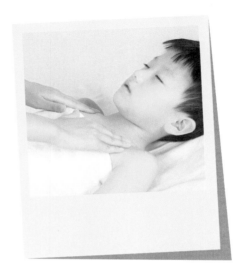

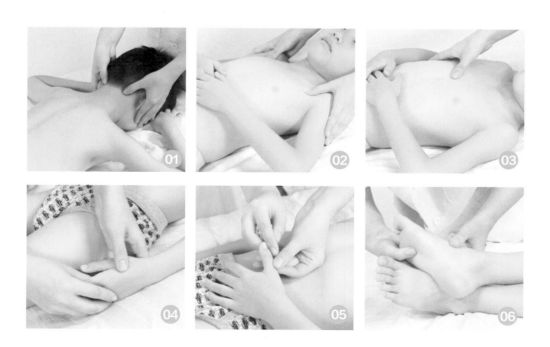

小儿肺炎是较为常见的呼吸道疾病之一。如果治疗不彻底，很容易反复发作，并引起多种并发症，甚至会危及孩子生命。但找到根源并积极预防，能减少肺炎的危害。

1 脾肺不足，抵抗力差，易患肺炎

虽然孩子体质娇弱且抵抗力比成人差，但也不会轻易得肺炎。当孩子反复出现肺炎，每年患两次或两次以上，家长就要重视起来，并找到病原，彻底根治才行。

通过多年临床研究发现，易反复患肺炎的孩子都有一定的特殊性，就是大多数的肺炎患儿都存在基础疾病，较为常见的就是呼吸系统先天性异常或畸形，其次是患有哮喘、免疫缺陷病等，这些先天性疾病都有可能导致孩子呼吸系统反复感染。如果孩子没有先天性致病因素，那多半是脾胃问题引起的小儿肺炎。

饮食没规律，过多食用生冷、肥甘厚腻的食物等喂养失当行为，都会让孩子出现脾胃问题，使得脾胃虚弱，正气不足，对病邪的抵抗力降低，自然容易生病。另外"肺属娇脏"，年龄越小的孩子，脾、胃、肺部越娇弱，更易患肺炎，且反复、难治愈。

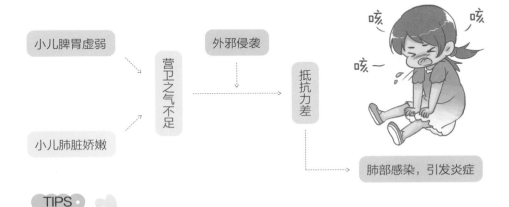

小儿脾胃虚弱

小儿肺脏娇嫩

营卫之气不足

外邪侵袭

抵抗力差

肺部感染，引发炎症

TIPS

除以上原因外，用药不正规、治疗不彻底，也是导致孩子肺炎迁延不愈的原因。所以当孩子反复出现肺炎时，家长要高度重视。

2 二看一听，巧辨孩子是否有肺炎

　　肺炎的早期症状不明显，且与孩子感冒时的症状很相近，很多家长甚至医生会把肺炎当成普通感冒，由于误诊，孩子的病情会加重。家长不妨试试"二看一听"的方法，将感冒和肺炎区分开来。

✳ 一看咳嗽和呼吸

　　感冒和支气管炎引起的咳、喘多是阵发性的，通常不会出现呼吸困难，而肺炎引起的咳嗽或咳喘较为严重。呼吸频率增快是小儿肺炎的典型表现，本就狭窄的管腔结构因为炎症会变得更窄，所以患上肺炎时会出现呼吸增强的现象。家长要记录孩子的呼吸次数，并结合数值标准来判断孩子是否出现呼吸增快。

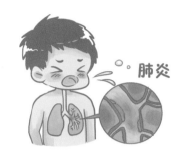

肺炎

患儿年龄	呼吸次数（次 / 分）
小于 2 个月	≥ 60
2 ~ 12 个月	≥ 50
1 ~ 5 岁	≥ 40

✳ 二看精神状态

　　观察患儿精神状态也是用来判断孩子是否有肺炎的方法之一。如果孩子发热、咳嗽的同时，精神状态良好，能玩、食欲也很好，则患有肺炎的概率较小。相反，孩子精神状态不佳，烦躁、哭闹不安或者孩子总睡觉，则表明孩子病情较重，患上肺炎的可能性很大。

✳ 听胸部

　　孩子胸壁较薄，即使不用听诊器也能听到胸腔内的水泡音，家长可以在孩子安静的时候，听听孩子的胸部，来判断孩子是否患有肺炎。方法：脱去孩子的上衣，家长将耳朵轻轻贴在孩子背部脊柱两侧的胸壁上。若孩子呼吸时有啰音，则说明孩子很有可能肺部发炎了。

 TIPS

　　除以上判别方法外，家长还要仔细观察孩子的其他表现。例如当孩子出现憋气，双侧鼻翼一张一张的，口唇发紫，孩子吸气时两侧肋骨边缘处内陷随呼吸起伏等症状时，说明病情较重，应立即送孩子就医。

3 饮食养脾胃，防治肺炎有一套

脾胃正气不足，孩子抵抗力降低，不足以抵抗肺炎病菌侵袭，孩子感染肺炎的概率升高。所以，预防肺炎，还可以从孩子的饮食入手，健脾养胃，增强自身免疫力。

✳ 调养脾胃，加强营养

让孩子远离肺炎，调养好孩子的脾胃，加强营养至关重要。对于婴儿来说，家长需要掌握科学、合理的喂养方法，建议妈妈母乳喂养至少6个月，因为母乳中含有大量的分泌型免疫球蛋白A，可以起到预防疾病的作用。年龄稍大一些的孩子，日常饮食需加强营养，可多食用一些牛奶、鸡蛋等蛋白质含量较高的食物，荤素搭配，增强孩子体质。

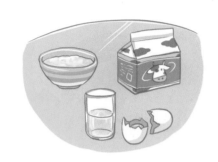

✳ 肺炎期间，忌高蛋白饮食

肺炎期间，孩子食欲受影响，家长不要强迫孩子进食，但需保证水分的摄入。待食欲好转后，可多食用一些清淡、易于消化并富含维生素的食物。例如软饭、米汤、碎菜等。忌食牛排、红烧肉等高蛋白质食物，以免食物难以消化，这些高蛋白食物内化生热，上蒸于肺，反而会加重孩子的病情。

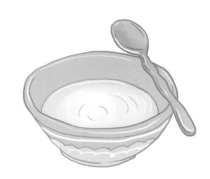

✳ 健脾养胃，忌油腻厚味食物

含有油脂较多的油腻食物被过多食用，容易导致孩子营养过剩。食物难以消化，产生积食，食积化热，脾胃生火，运化功能紊乱，孩子就容易受到外界病邪侵入，从而产生身体不适。因此家长要注意孩子的饮食调养，荤素搭配，满足多种营养素的需求，以强健体魄，提高免疫力。

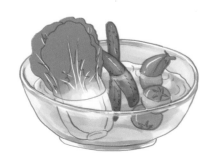

菌菇稀饭

● 原料

金针菇70克，胡萝卜35克，香菇15克，绿豆芽25克，软饭180克。

● 调料

盐少许。

● 做法

1 绿豆芽切粒，金针菇切成段，香菇、胡萝卜分别切成丁，备用。

2 锅中注水，放入备好的金针菇段、香菇丁、胡萝卜丁，盖上盖，用大火煮至沸腾。

3 揭盖，转小火，倒入软饭，搅散，续煮至食材软烂。

4 倒入绿豆芽粒，煮至熟透；放入少许盐，继续搅拌至入味。

5 关火，做好的稀饭装入碗中即可。

 食疗功效

　　绿豆芽具有清热解毒、补钙、补锌、健脑、护眼等功效，将绿豆芽与大米煮成稀饭食用，可有效缓解幼儿肺炎。

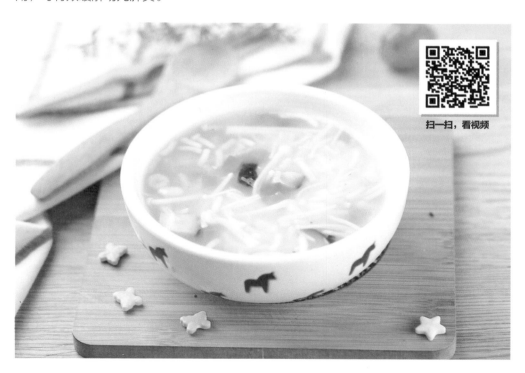

扫一扫，看视频

肉末碎面条

● 原料

肉末50克，上海青、胡萝卜各适量，面条120克，葱花少许。

● 调料

盐2克，食用油适量。

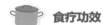

食疗功效

肉末搭配面条，营养丰富且易于消化，能改善宝宝肺炎的状况，还有健脑的作用。

● 做法

1. 去皮洗净的胡萝卜切成粒；洗好的上海青切粗丝，再切成粒；面条切成小段。

2. 切好的食材分别装在盘中，待用。

3. 用油起锅，倒入肉末，炒至其松散、变色，下入胡萝卜粒、上海青粒，翻炒几下。

4. 注入适量清水，翻动食材，使其均匀地散开，再加入盐，拌匀调味，用大火煮片刻。

5. 待汤汁沸腾后下入切好的面条，转中火煮至全部食材熟透。

6. 关火后，盛出煮好的面条装在碗中，撒上葱花即可。

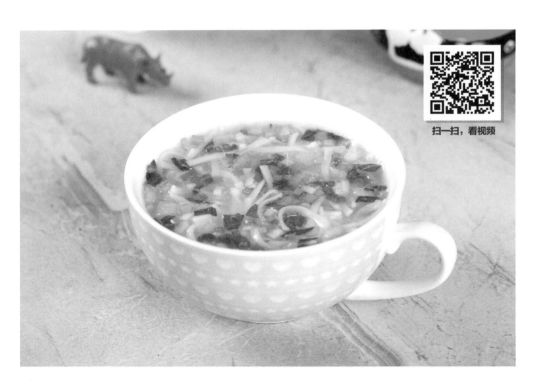

扫一扫，看视频

润肺百合蒸雪梨

● **原料**

雪梨2个，鲜百合30克。

● **调料**

蜂蜜适量。

● **做法**

1 洗净去皮的雪梨从横向1/4切开。

2 掏空雪梨的果核，制成雪梨盅。

3 装在蒸盘中，填入洗净的鲜百合，淋上蜂蜜，待用。

4 备好电蒸锅，烧开水后放入蒸盘。

5 盖上盖，蒸约15分钟，至食材熟透。

6 断电后揭盖，取出蒸盘，待稍微冷却后即可。

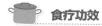 **食疗功效**

　　雪梨含有苹果酸、柠檬酸、维生素等多种营养物质，具有润肺清燥、止咳化痰、养血生肌等功效，肺炎患儿可以多吃。

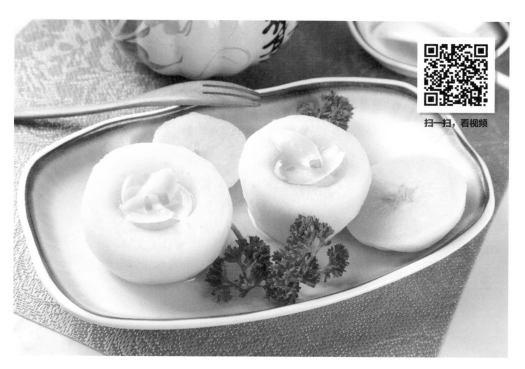

扫一扫，看视频

4 防治肺炎，居家护理很重要

孩子得了肺炎，想要快速恢复健康，除了医生的治疗之外，还需要家长进行正确的居家护理。例如注意室内环境、孩子衣着保暖、保证孩子休息等。

✱ 及时给孩子接种肺炎疫苗

当孩子免疫力下降却又和肺炎的病原体"亲密接触"后，就很容易感染肺炎及其他连带性疾病。为了让孩子免受疾病的侵扰以及打针、输液的"折磨"，家长积极有效地做好预防工作就显得尤为重要。虽说预防工作包含衣食住行多方面，但其中一项是家长容易忽略的，那就是及时为孩子接种肺炎疫苗，接种疫苗是预防肺炎的重要手段。

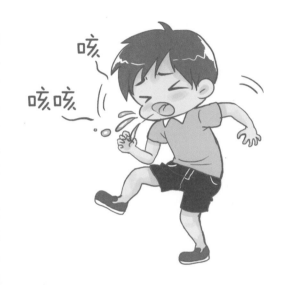

肺炎球菌（即肺炎链球菌）是孩子肺炎常见的致病细菌之一。虽然肺炎球菌常常寄居在健康人体的鼻咽部，属于"自带"病菌，但当孩子免疫力下降时，肺炎球菌就会乘虚而入，进入体内，从而引起肺炎；或者孩子被已经患有肺炎的感染者传染，而引起肺炎。体质强壮的孩子可以不用接种肺炎疫苗，但是免疫力较弱的孩子，则应该考虑接种。

小儿肺炎疫苗适用于3月龄～2岁婴幼儿及未接种过本疫苗的2～5岁儿童。一般常规的免疫接种程序为：3～5月龄进行基础免疫，12～15月龄加强免疫。需要说明一下，七价的疫苗主要针对2岁以下的孩子，二十三价的疫苗则主要针对2岁以上的人群。目前该疫苗只能对肺炎球菌引起的肺炎有效，对病毒性肺炎、支原体或衣原体引起的肺炎没有效果。

需要提醒家长注意的是，如果孩子对疫苗成分过敏或正在接受免疫抑制治疗，则不可以进行肺炎疫苗注射。孩子接种疫苗后可能出现注射区局部疼痛、红肿及硬结，偶尔还会出现低热及虚弱无力、关节痛、肌肉痛等不适，这些属于正常反应，家长不必过于担心。

✱ 积极治疗上呼吸道感染

上呼吸道是呼吸系统的"门户"，孩子身体不适也常从上呼吸道感染开始，如果病情没有得到有效控制，便会向下延伸，"小感冒"绵延致"大病"，肺炎就由此产生。因此预防小儿肺炎，不能忽视上呼吸道感染治疗。

天气变化、病菌侵犯、体质娇弱等诸多原因的影响，很容易使孩子患上呼吸道感染，而且易反复。发热、咽痛、咳嗽、流涕等都属于上呼吸道感染的典型症状，不同年龄段儿童的临床表现有一定差异，年龄越小，病症可能会越明显，家长可从以下几个方面进行积极治疗。

◆病程初期，家长应尽量保证孩子的休息睡眠，给予易消化食物和足够水分，保持口腔、鼻及眼的局部清洁，检测体温并积极进行物理降温。

◆家长不要盲目自行治疗，更不能擅自给孩子服用抗生素，以免掩盖病情，延误治疗。应及时就诊，谨遵医嘱。

◆保持居住环境的清洁、安静，定时开窗换气，保持空气清新，注意呼吸道隔离，防止交叉感染。

◆如孩子出现咳嗽、咳痰等症状时，家长应定时给孩子翻身，自下而上轻拍背部，并鼓励其咳嗽，将分泌物咳出。

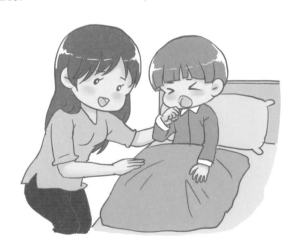

TIPS ♥

上呼吸道感染可以通过预防降低发病的概率。增强机体抵抗力，防止病原体入侵是预防的关键。带孩子进行户外锻炼，增强体质；适应天气变化，及时增减衣物；流感高发期减少外出，少去人流密集的地方等都是预防上呼吸道感染的方法。

✳ 肺炎发热，退热很必要

当孩子患上肺炎时，多数孩子会有发热症状，如果孩子体温在38℃左右，一般不会对孩子的健康造成威胁，但体温过高并且持续性发热时，家长就必须要给孩子退热。

物理降温法

当孩子发热时体温没有超过38.5℃，且没有其他严重症状，家长可持续观察孩子的情况，并先采取物理降温。

孩子发热时不要"捂汗"，脱去多余衣物增加散热面积，通过水分的蒸发可带走部分热量，以达到退热的目的。家长在为孩子洗澡或擦身时，要控制水温，不要让孩子着凉。

将冷水灌进水袋或用冷毛巾湿敷额头，15～30分钟更换一次，这种方法比较适合年龄较大的孩子，当孩子出现寒战等症状时，要撤掉水袋或毛巾，采用其他方法降温。

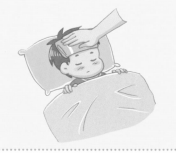

服用退热药物

当物理降温不见效时，需要借助退热药物。一般3个月以上6个月以下的孩子发热选择对乙酰氨基酚，6个月以上的孩子选择布洛芬。

使用退热药不是治疗小儿肺炎的根本措施，不要孩子刚发热就服用过多的退热药，以免体温骤降，掩盖病情。很多家长会选择清热的中药，如金银花茶、板蓝根冲剂等，虽然这确实对肺炎患儿有益，但不宜长时间服用。

服用退热药后忌食具有收敛、固涩作用的食物，如五味子、乌梅等，不利于患儿汗出解表、降低体温。

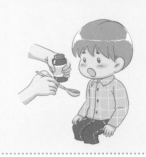

TIPS ♥

通常退热药是通过汗液蒸发来降低体温的，所以在孩子服用退热药后，家长要及时给孩子补充水分，以免发生缺水、脱水等现象。如果退热药物药效不明显，家长不可擅自增加药量，需征得医生同意。若出现紧急情况要及时就医。

✳ 做好眼、耳、口、呼吸道、皮肤护理

如果说疫苗接种、积极治疗等是预防、治疗小儿肺炎的重要手段，做好孩子耳、鼻、口、呼吸道、皮肤护理就是基本要求，将病菌及时拦截在安全防线以外。

部位症状及其护理方法

重点护理	症状	护理方法
眼　睛	充血、水肿、分泌物增多	借助消毒药棉或纱布蘸取冷开水由内向外清洗
	分泌物过多	谨遵医嘱，滴取对症眼药水
鼻　腔	鼻黏膜炎症、充血、水肿，分泌物增多	为患儿清除鼻腔分泌物，保持呼吸顺畅
	鼻涕干燥结成痂，不好清除	细棉签蘸取水，将鼻痂润湿，引导孩子擤出来；如果孩子太小不会擤，可用棉签刺激鼻腔，让孩子打喷嚏，运用气流将鼻痂带出鼻腔
气　管	有炎症，分泌大量痰液	引导孩子将痰液咳出，家长可运用勤翻身、拍背或轻敲孩子胸壁（一个小时一次，每次5～10分钟）等方法，促使痰液流出，必要时可借助吸痰器或超声雾化吸痰
口　腔	口臭	给孩子多喝水，年龄较大的孩子可通过漱口、刷牙等方式清洁口腔；较小的孩子，家长可用棉签蘸取冷开水或1%苏打水帮孩子清洗口腔，每日3次
	口唇干燥、皲裂	涂抹植物油或50%甘油
耳	咳嗽时引发呕吐，呕吐物或泪水进入外耳道	立即清除污秽物，用棉签擦洗干净，以防外耳道感染，引发中耳炎
皮　肤	出汗多，呕吐物或腹泻大便污染皮肤	每天清洗1～2次，及时给孩子换上干净、干燥的衣物，家长可以用温毛巾为病情较为严重的患儿擦洗，对皮肤散热以及抵抗病菌有帮助

穴位按摩，通过对相应穴位的刺激，以缓解小儿肺炎带来的身体不适，相较于打针、输液，孩子更乐于接受这种治疗方法。下面给大家介绍一些孩子肺炎期间，养肺健脾的穴位定位和操作方法，方便家长具体实施。（找穴法详见160~161页的内容）

小儿肺炎·按摩疗法

【肺俞穴】

位于背部，第三胸椎棘突下，旁开1.5寸。

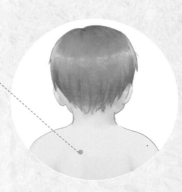

【六腑穴】

位于前壁尺侧，阴池至肘，成一直线。

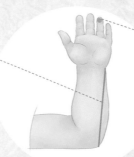

【肺经穴】

位于无名指末节罗纹面。

【三关穴】

位于前壁桡侧，阳池至曲池成一直线。

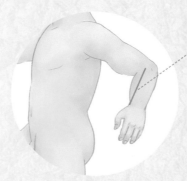

01 小儿取仰卧位，家长用拇指指腹揉肺经穴30次，再用拇指指腹从患儿无名指指根往指尖方向直推100次，为清肺经。

02 食中二指自腕向肘推100～200次，为推三关。

03 家长用拇指指腹自肘向腕推100～300次，为退六腑。

04 患儿取俯卧位，家长用拇指指腹微用力，以顺时针、逆时针方向各按揉肺俞穴50～100次，以局部有酸胀感为宜。

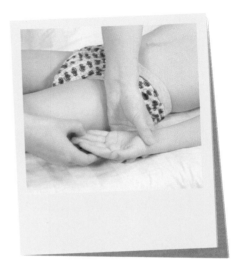

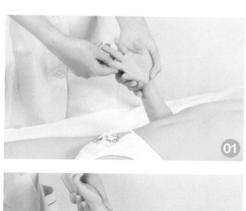

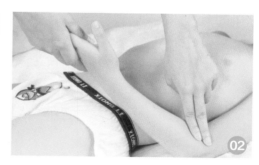

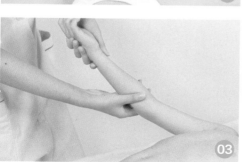

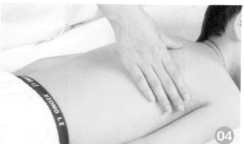

五　脾胃运化差，常惹积食上身

　　小儿积食也叫小儿食积，是指小儿乳食过量，或喂养不当使乳食停滞中焦所形成的胃肠疾患。很多孩子隔三岔五就会出现积食问题，该怎样解决和预防呢？我们听听专家怎么说。

1 脾虚易积食，积食易生病

　　孩子自控能力差，家长稍不注意孩子就会吃得过多，加之消化功能不完善，很容易产生积食。也有很多孩子会反复积食。出现这种现象是因为其脾胃虚弱，运化能力差所导致的。

　　积食损伤脾胃功能，且积食的时间越久，脾胃功能的损伤越严重；反过来，脾胃受损，消化功能减弱，积食更容易产生。孩子脾胃娇弱，发育没有完全成熟，若饮食不节制，过多的食物摄入让脾胃不堪重负，超出运化能力而产生积食，脾胃功能越差，积食越容易产生，还不容易痊愈，腹泻、腹痛、便秘等身体不适也随即产生。要想孩子身体好、不生病，就要远离小儿积食，从根源入手，保证脾胃健运，让脾胃和消化形成良性循环。

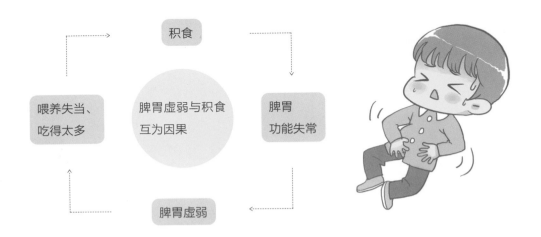

　　脾胃虚弱与积食互为因果，正常运化的脾胃是不会让孩子产生积食的，但家长不注意调养孩子的脾胃，往往容易形成恶性循环，对孩子的身体健康和身体发育产生不利影响。

2 | 6步，快速判断孩子是否积食

虽然积食对于孩子和家长而言并不是陌生的名词，但依旧有很多家长不知道如何正确辨识小儿积食。家长不妨试试以下步骤，其操作简单、运用轻松，学起来很容易。

| Step 1 闻口气 | ·······> | 如果孩子嘴里有酸腐味，则表明孩子肠胃中的食物没有消化，可能会出现积食，严重的还会出现呕吐。 |

| Step 2 看舌苔 | ·······> | 孩子的舌苔颜色变得比平时白、厚，舌头中间出现一个硬币似的圆圈或者孩子整个舌头的舌苔全部变厚、变腻，这些都是积食的表现。 |

| Step 3 看嘴唇 | ·······> | 积存的食物会在胃中积滞化热，孩子的嘴唇会突然变得很红，手心、脚心发热，甚至出现体温升高。 |

| Step 4 查食欲 | ·······> | 孩子食欲变差，没胃口，即使进食也会不消化，摸摸孩子的肚子会有满、胀的感觉，年龄大一些的孩子会说肚子胀或肚子痛。 |

| Step 5 查大便 | ·······> | 家长可观察孩子的大便情况，次数增多，呈粘连状，且夹杂着未消化掉的食物，味道像腐败的臭鸡蛋，说明孩子积食了。 |

| Step 6 看睡眠 | ·······> | 胃不和，则卧不安。孩子睡觉翻来覆去，睡不踏实，出现哭闹或者睡觉时牙齿紧紧地咬着，很可能是孩子积食了。 |

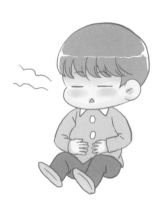

除此之外，积食还会出现腹泻、恶心、呕吐、大便硬结、小便短黄等现象，家长应仔细观察，了解积食时容易出现的症状，早发现、早治疗。

3 消食化积，提升脾胃运化能力

　　小儿积食是典型的病从口入，为了孩子的脾胃健康和营养吸收，家长要做好预防工作。调整孩子的饮食结构，科学正确地进行小儿喂养，提升脾胃运化能力，尽量让孩子避免积食。

✳ 调整饮食结构

　　很多孩子的脾胃虚弱和吃肉过多有关。肉食比蔬菜更美味，所以很多孩子成了"食肉动物"，甚至不吃一口青菜。大多数肉食中脂肪含量较高，口感油腻，孩子过量食用，肠胃消化不了，只能积聚在肠胃中，让脾胃更加虚弱。且肠胃中没有膳食纤维的帮助，便秘也会时常发生。因此家长要调整孩子的饮食结构，不要一味放纵孩子进食高热量、高脂肪的食物，注意荤素搭配，为孩子准备一些口味清淡、易于消化的食物。

✳ 饮食有规律，少吃零食

　　家长应建立起孩子进食的生物钟，三餐定时定量，不要随意变换孩子的进餐时间，更不要饥一顿、饱一顿，以免影响消化功能的正常运转。此外，例如薯片、虾条、小饼干、糖果等含有较多的添加剂、防腐剂，且高盐、高糖、高热量，若过量食用，对脾胃损伤极大，也容易产生积食。

✳ 让孩子吃七分饱

　　"若要小儿安，三分饥与寒。"意思是说要想孩子不生病，就不要给孩子吃得太饱、穿得太多。无论食物多有营养、对孩子生长发育多有益，都不能吃得太多，否则，不但不能提供营养，还会导致小儿积食，加重消化系统的负担，脾胃易受损伤。所以家长要把握好孩子的进食量，七分饱较为适宜，尤其是晚饭，留给脾胃充足的空间和休息时间。

TIPS 💙

　　哺乳期妈妈饮食要忌口、宜清淡，避免高油脂饮食。否则，家长饮食无度，容易导致婴幼儿出现"奶积"。

清淡大米汤

● **原料**

水发大米90克。

● **做法**

1 砂锅中注入适量清水，烧开。

2 倒入洗净的大米，搅拌均匀。

3 盖上盖，烧开后用小火煮20分钟，至米粒熟软。

4 揭盖，搅拌均匀。

5 煮好的米汤滤入碗中。

6 待米汤稍微冷却后饮用即可。

 食疗功效

　　腹泻的宝宝很容易脱水，喝点儿清淡的大米汤，能保护胃肠黏膜，及时补充体内流失的水分，对改善腹泻有益。

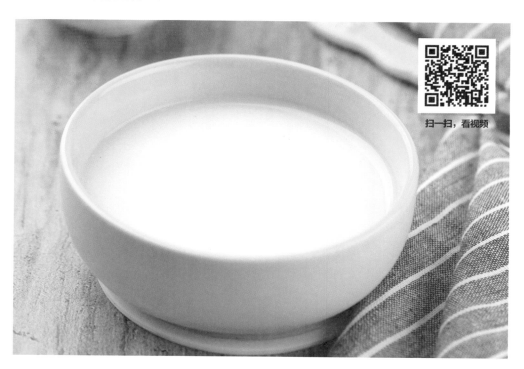

扫一扫，看视频

西红柿鸡蛋汤

● **原料**

西红柿150克，鸡蛋1个，
葱花少许。

● **调料**

盐、鸡粉各2克，胡椒粉、
食用油各适量。

● **做法**

1　洗净的西红柿去蒂，切成瓣；鸡蛋打入碗中，打散
　　调匀。

2　往锅中注水烧开，倒入少许食用油，放入西红柿。

3　加入适量盐、鸡粉、胡椒粉，用大火煮沸。

4　倒入鸡蛋液，搅拌均匀。

5　撒上少许葱花，搅匀，盛出装碗即可。

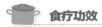 **食疗功效**

西红柿能生津止渴、健胃消食，对小儿缺乏食欲、积食等有很好的辅助治疗作用。

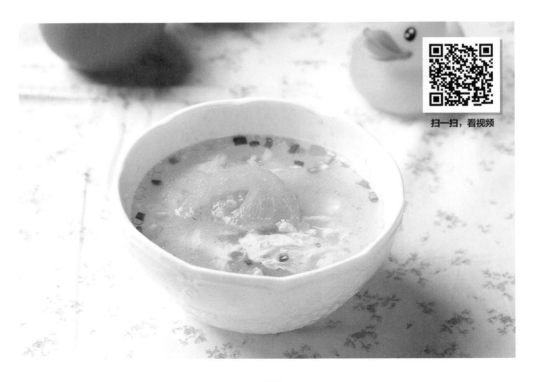

扫一扫，看视频

蒸白萝卜杯

● 原料

去皮白萝卜200克，姜丝2克，葱丝、香菜各少许。

● 调料

生抽2毫升，食用油3毫升。

● 做法

1 白萝卜对半切开，改切成片。

2 白萝卜片、姜丝、食用油放入杯中，盖上保鲜膜。

3 电蒸锅注水烧开，放入杯子。

4 盖上盖，蒸20分钟。

5 揭盖，将杯子从蒸锅中取出。

6 揭去保鲜膜，淋入生抽，放入葱丝、香菜即可。

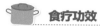 食疗功效

白萝卜中的淀粉酶能分解食物中的淀粉，促进食物消化，抑制胃酸过多，促进新陈代谢。

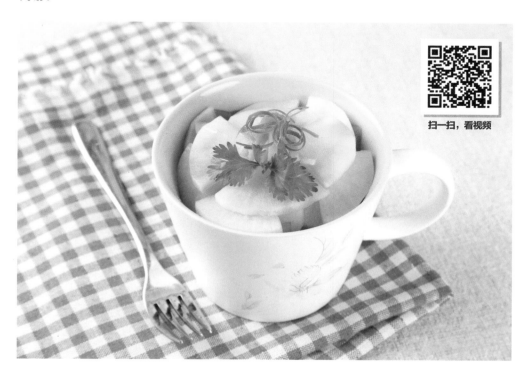

扫一扫，看视频

4 改善孩子积食

看着从前活泼健康、胃口很好的孩子因为积食的"折磨"变得没精打采，家长真是心急万分，迫切需要一些"小秘诀"帮助孩子打败积食，那就赶快学起来吧。

✳ 孩子积食，揉揉肚子就管用

孩子积食后，腹部满胀，胃部发堵，而且变得烦躁不安。这时，家长可以用手在孩子的肚子上揉一揉，这样既有安抚的效果，也能缓解身体不适。但胡乱揉按只会加重孩子的不适，那正确的方法是什么呢？

◆四指并拢，搓热双手，然后将手指放在孩子的肚子上，小幅度下压，顺时针成圈轻轻地按揉，一般要做36次，然后暂停1分钟。

◆依旧保持四指并拢，按照之前的方法，按逆时针的方向继续为孩子按揉腹部。这次只要9次就可以了，如果孩子身体虚弱可再加9次，完成一次按摩过程。

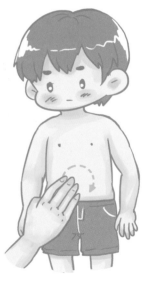

顺揉为清

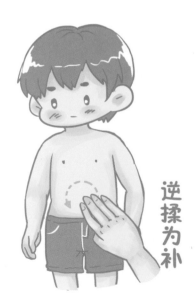

逆揉为补

顺时针揉完再进行逆时针按揉为一次完整过程，通常按揉时间以30分钟左右适宜。中医认为，顺势为清，逆势为补，孩子积食时要多清少补，所以会出现正反不同方向、不同次数的按摩手法。经常给孩子按揉肚子，不仅能消食，还可以强健脾胃，一举两得。

✳ 捏脊，不光消食还能健脾胃

除去按揉肚子，捏脊也是一项不错的选择，不论年龄大小，包括成年人在内都适用。捏脊既有化积消食的功效，还能强健脾胃，对消化不良、呕吐、便秘等都有不错的效果。

简单地说，捏脊疗法是用两手沿着脊柱的两旁，用捏法把皮肤捏起来，一边提捏，一边向前推进，由尾骶部捏到枕项部，捏拿捻动的一种中医治病的方法。捏拿的过程中，按摩穴位、疏通脾胃经络，促进脏腑气血流畅，使身体机能得到有效改善。对脾胃虚弱引起的身体不适具有显著疗效，具体的操作方法如下：

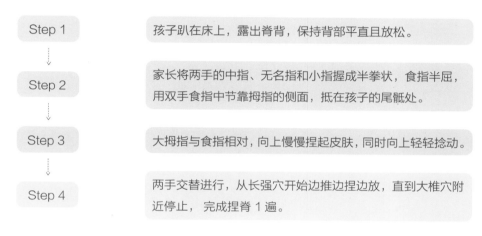

Step 1	孩子趴在床上，露出脊背，保持背部平直且放松。
Step 2	家长将两手的中指、无名指和小指握成半拳状，食指半屈，用双手食指中节靠拇指的侧面，抵在孩子的尾骶处。
Step 3	大拇指与食指相对，向上慢慢捏起皮肤，同时向上轻轻捻动。
Step 4	两手交替进行，从长强穴开始边推边捏边放，直到大椎穴附近停止，完成捏脊1遍。

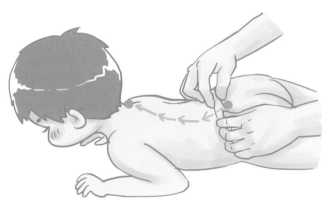

需要注意的是，捏脊是要确保捏起的皮肤不掉落，每捏3下，把皮肤向上提1下，以强化刺激。建议在起床或晚上临睡时进行，每次时间不宜过长，贵在坚持。而且孩子皮肤娇嫩，对于外界刺激比较敏感，家长在捏脊前要保证指甲不宜过长，且光滑，以免误伤孩子。捏脊时要注意力度。刚开始时，孩子常感觉不适，多捏几次就好了，皮肤潮红属正常现象，家长不必过于担心。

✳ 消食要靠消化液，多做叩齿来帮忙

食物消化离不开胃肠蠕动，同样也少不了消化液的分解。缓解小儿积食也是同样的道理，既要调养脾胃、增强消化功能，还要促进消化液的分泌，将食物充分溶解，这就需要叩齿运动来帮忙。

所谓"叩齿"，是指上下排牙轻轻叩击，可以改善牙周内的血液循环，坚固牙齿，将食物咀嚼得更碎，从而减轻肠胃的消化负担；而且在叩齿的同时，口腔内的唾液分泌也会增多，唾液具有溶解食物、助消化和提高免疫力的功效，将其咽下，有助于胃"腐蚀软食物"和脾的"运化、生清"，以达到健脾的目的。

叩齿法具体步骤

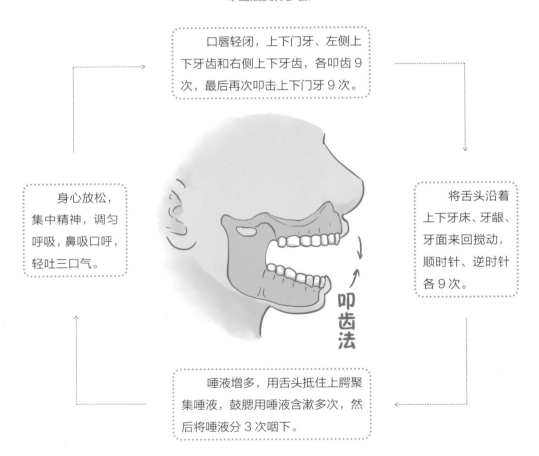

口唇轻闭，上下门牙、左侧上下牙齿和右侧上下牙齿，各叩齿9次，最后再次叩击上下门牙9次。

身心放松，集中精神，调匀呼吸，鼻吸口呼，轻吐三口气。

将舌头沿着上下牙床、牙龈、牙面来回搅动，顺时针、逆时针各9次。

叩齿法

唾液增多，用舌头抵住上腭聚集唾液，鼓腮用唾液含漱多次，然后将唾液分3次咽下。

通常叩齿法在早晨起床后或晚上临睡前进行，叩齿训练的力度和次数要循序渐进，重在坚持，如果孩子处于换牙期或者口腔不适，则要暂停训练，以免影响换牙或加重口腔不适。

✳ 跑跑跳跳，消食化积很轻松

要想孩子脾胃好，适当运动少不了。如果孩子一天只吃不动，消化系统的工作动力也会受影响，摄入食物，但脾胃"消极怠工"，积食自然会找上门。因此，家长平时带孩子适当活动一下，还是很有必要的。

运动是一种很好的促进脾胃运化的方式，它不仅有助于促进气血通畅，帮助脏器正常运转，提升脾胃的运化功能，还可以带动肠胃蠕动，促进肠胃对食物的消化吸收，从而改善孩子积食的状况。

家长可以多带孩子到户外活动。骑自行车、爬山等，有助于体内气血顺畅，脾胃功能得到强化，也能缓解孩子的积食症状。

年龄稍大一些的孩子可以在家长的帮助下进行仰卧起坐训练，有助于提升消化功能，预防和缓解肠道动力不足的问题。

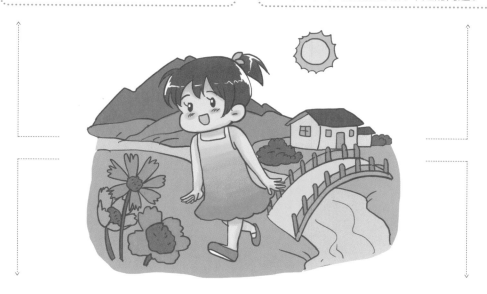

跑步、跳绳等运动，锻炼身体的同时带动消化系统运动，减轻脾胃负担，起到健脾强胃的功效，轻松解决积食。

饭后散步配合深呼吸，以腹肌收缩带动腹壁肌肉对胃肠进行按摩，以强健脾胃，达到消食化积、调理脾胃功能的效果。

但需要家长注意的是，每次运动必须有所节制，并不是运动越多越好。过量的体力消耗会伤及身体，对脾胃健康也不利。要掌握好运动时机，饭前过度运动，影响食欲；饭后立刻运动，不利于消化。

5 **推拿疗法，调脾胃、消积食**

经络分布孩子全身且影响孩子身体健康，家长经常帮助孩子按摩相应的经络或者穴位，不仅可以强身健体，还可以改善消化系统功能，对缓解小儿积食有较为显著的效果。此套推拿手法简单，便于家长操作。（找穴法详见160~161页的内容）

小儿消食化积·按摩疗法

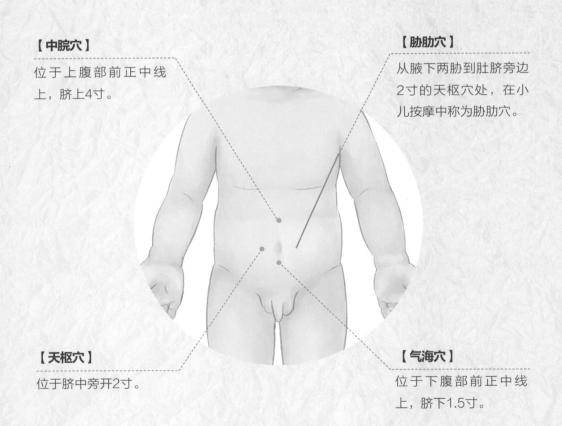

【中脘穴】
位于上腹部前正中线上，脐上4寸。

【胁肋穴】
从腋下两胁到肚脐旁边2寸的天枢穴处，在小儿按摩中称为胁肋穴。

【天枢穴】
位于脐中旁开2寸。

【气海穴】
位于下腹部前正中线上，脐下1.5寸。

01 患儿取仰卧位，家长合并食指、中指，以两指指腹按压在中脘穴上，以顺时针方向揉按80～100次。

02 家长食指、中指指腹按压在气海穴上，以顺时针方向揉按80～100次。

03 家长用手掌从腋下推到天枢穴，力度适中，推50～100次，对侧以同样的方法操作。

04 家长用拇指指腹按揉天枢穴100次，力度适中，对侧以同样的方法操作。

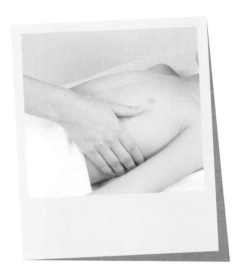

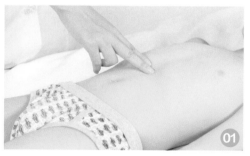

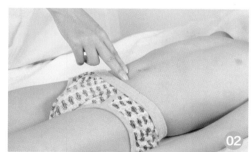

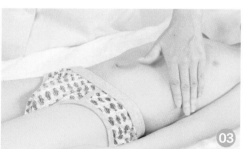

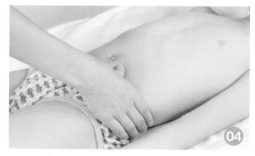

六　脾虚伤食，厌食找上门

厌食是儿童时期常见的病症之一。一般来说，当孩子脾胃虚弱时，往往容易被厌食找上门。因此，家长应找准孩子厌食的原因，对症治疗，以绝后患。

1　小儿厌食，脾胃虚弱是主因

厌食是指小儿较长时期见食不贪，缺乏食欲，甚则拒食的一种常见病症。该病症多发于1～6岁的小儿，辨证应辨病在脾或在胃。在胃者，以胃阴不足为主，证见厌食而口干多饮，大便干结，舌红少津。在脾者，以脾运失健为主，证见厌食，面色少华，腹胀便溏，舌淡苔白。中医认为，小儿厌食的病变在脾胃，是脾胃不和、功能失常导致的。

在中医学里，人体的消化功能主要由脾和胃主管。其中，胃主要负责收纳腐熟食物，它的特殊位置与功能决定了它可以把食物输送至小肠内，主通降，也就是说，胃气只有下降才是正常的；脾与胃恰恰相反，脾主要负责将胃吸收来的食物转化为人体所需的精气，这个精气是需要升扬的，所以脾气需要向上升才是正常的。脾胃的一升一降，协调运作，保证了人体消化和吸收功能的正常发挥，这样人才会想吃饭，吃下去的饭也能被正常地消化和吸收。

孩子如果自身脾胃虚弱，脾胃无法运行自己的正常功能，就会使消化吸收功能减弱，食欲也会受到影响。如果长此以往不进行调治，就会发展成小儿厌食症，甚至引起疳证，严重危害孩子的正常生长发育和身心健康。

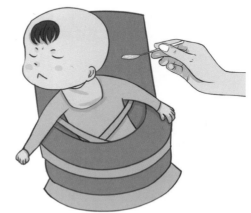

当自家的孩子出现厌食的症状时，家长首先应考虑是否是脾胃虚弱引起的，必要时要带孩子去医院进行诊断和治疗。

2 喂养不当，损伤脾胃功能

俗话说"人是铁，饭是钢，一顿不吃饿得慌"，饮食是孩子日常生活中必不可少的一个重要内容。有些家长只知道抱怨自家的孩子不爱吃饭、胃口差，殊不知，这些很可能就是自己喂养不当，在无形中损伤了孩子的脾胃功能导致的。那么，在日常生活中，有哪些不当的喂养方式需要引起家长重视呢？不妨在下面的内容中寻找答案。

✳ 婴幼儿时期不及时添加辅食

有些家长缺乏科学的喂养知识和经验，在孩子的婴幼儿时期，没有及时给孩子断奶和添加辅食，使得孩子的咀嚼能力明显低于同龄人，阻碍了牙齿的咀嚼功能和肠胃消化功能的进一步发育，自然就难以消化食物，从而导致脾胃功能下降。

一般来说，婴儿到6个月左右会发出要吃辅食的信号，家长应仔细留意这些信号，并循序渐进地给孩子添加适合的辅食，还要留意他吃辅食之后的反应，以保护孩子的脾胃。

✳ 一味地给孩子乱补营养品

有些家长一味地强调营养，给孩子乱吃各种各样的营养品，扰乱了肠胃的正常功能，加重了肠胃负担，结果只会适得其反。

其实，正常的宝宝只要从食物中即可摄取身体所需的营养。对某些有特殊营养需求的宝宝，可能需要添加额外的维生素和矿物质剂，但是必须在医生的指导下进行，切不可盲目乱补。

✳ 让孩子过度食用高蛋白、高油脂食物

高蛋白、高油脂、高热量的食物本身就难以消化，如果过量食用，势必影响脾胃的消化和吸收功能，使之不能正常地发挥运化能力，肠胃积滞而形成厌食。建议家长平时给孩子多准备一些清淡、易消化的食物。

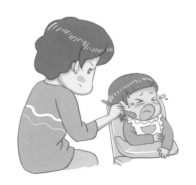

3 饮食调治脾胃失调所致的厌食

脾胃失调导致的厌食，还需从日常饮食做起，进行调治。具体来说，家长可以从以下几个方面入手，帮助孩子调理肠胃，改善厌食。

✴ 让孩子养成规律的饮食习惯

古人云："乳贵有时，食贵有节。"如果人的饮食没有规律、没有节制，就会导致脾胃损伤，受纳运化功能减弱，从而出现厌食等病症。

孩子本身自控力就比较差，如果家长不做好监督工作，纵容孩子养成不好的饮食习惯，如在两餐之间随意吃糖果、巧克力等零食；每天不定时定量地摄取食物；暴饮暴食或过度节食，都会伤害脾胃，引发厌食。

因此，家长应在日常生活中引导孩子养成规律的饮食习惯，这是保养脾胃的有效方法。

✴ 少给孩子吃寒凉食物

食用寒凉食物是脾胃的大忌，如果孩子在日常生活中经常食用生冷的瓜果、冰激凌，喝冷饮等，就会影响脾胃的消化功能，也会导致厌食，严重者甚至会引起发热和呕吐。因此，家长要少给孩子吃寒凉食物，多吃温热食物，保护孩子娇嫩的脾胃和脏腑。

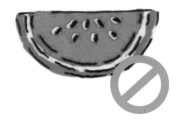

✴ 多让孩子吃健脾开胃的食物

健脾胃的食物有很多，对于厌食的孩子来说，家长不妨多给他准备此类食物，能增进孩子的食欲，让孩子吃饭吃得更香。不过，要注意科学搭配这些食物，让孩子的膳食平衡，并养成不偏食的习惯，远离厌食，健康成长。

常见的健脾开胃的食物主要有：山楂、玉米、小麦、猪肚、扁豆、黄豆、香菇、西红柿、牛肉、鸡肉等。

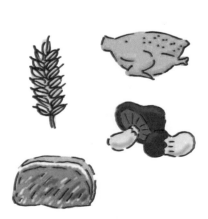

西红柿稀粥

● 原料

水发米碎100克，西红柿90克。

● 做法

1 洗好的西红柿去皮，切成小块，去籽，装盘待用。

2 取榨汁机，选择搅拌刀座组合，倒入西红柿块，注入少许温开水。

3 盖好盖，通电后选择"榨汁"功能，榨取汁水，装碗备用。

4 砂锅中注水烧开，倒入米碎，拌匀，盖上盖，烧开后用小火煮约20分钟至熟软。

5 揭盖，倒入西红柿汁，搅拌均匀，加盖，再用小火煮约5分钟，盛出即可。

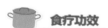 **食疗功效**

西红柿含有苹果酸和柠檬酸，具有健脾开胃、清热解毒等功效，孩子厌食时可以适量食用。

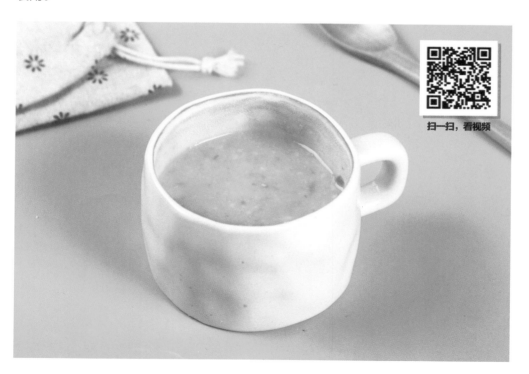

扫一扫，看视频

红豆高粱粥

● 原料

红豆60克，高粱米50克。

● 调料

冰糖20克。

● 做法

1 锅中注入约900毫升清水烧开。

2 倒入洗净的高粱米，放入洗净泡好的红豆。

3 盖上盖，转小火煮约40分钟至食材熟软。

4 揭盖，放入适量备好的冰糖。

5 盖上盖，煮约3分钟至冰糖完全溶入粥中。

6 揭盖，搅匀食材，盛出煮好的甜粥即可。

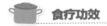 **食疗功效**

　　高粱米含有丰富的氨基酸、淀粉、膳食纤维等营养成分，可促进消化、提高食欲，适合厌食患儿食用。

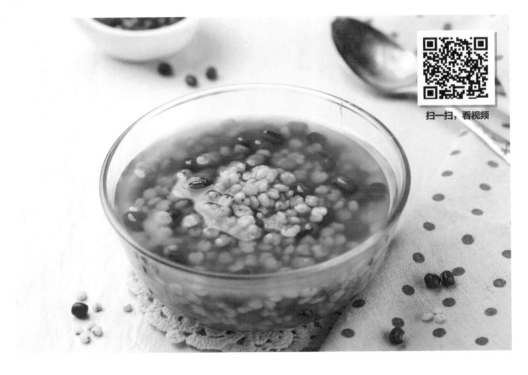

扫一扫，看视频

茯苓百合开胃汤

● 原料

茯苓、党参、白术、怀山药、百合、甘草各20克，莲藕400克。

● 调料

盐2克。

● 做法

1. 甘草、茯苓倒入装有清水的碗中，清洗干净并滤出装入隔渣袋，放入碗中，待用；党参、白术、怀山药、百合清洗干净，沥干装入另外一个碗中。两碗中倒入清水，将药材浸泡10分钟左右。
2. 洗净去皮的莲藕对半切开，切块，放入清水中待用。
3. 砂锅注水，倒入党参、白术、怀山药、百合，放入隔渣袋、莲藕块。
4. 盖上盖，大火煮开转小火炖2小时。
5. 揭盖，加盐调味，煮好的汤盛出即可。

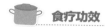 **食疗功效**

本汤中所用的茯苓、党参、白术都可以健脾，搭配一起炖汤，能起到清心降火、消食化积、健脾开胃的功效，适合厌食患儿食用。

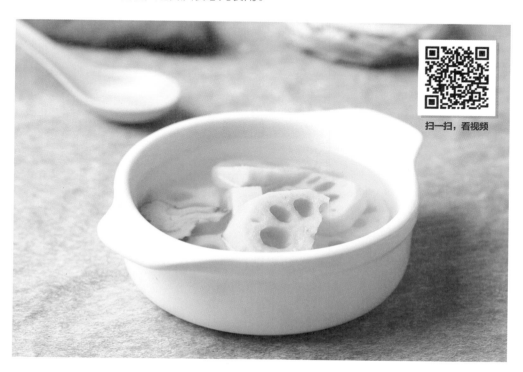

扫一扫，看视频

4 妈妈用心养，预防孩子厌食

一说起孩子的一日三餐，不少妈妈就会犯愁："实在拿孩子没办法，从来都不肯好好吃饭，总是边吃边玩，怎么说也不听。""我家孩子只爱吃肉，不爱吃蔬菜，每顿饭都要追着喂才肯吃，还吃不了多少，愁死了！""我每顿饭都换着花样做，可孩子还是不爱吃，最近越来越瘦了，这可如何是好？！"……当出现上述情况时，一般是孩子得了不同程度的厌食症。孩子长期厌食，会导致营养不良、面色萎黄、又瘦又小、脾气烦躁、精神状态欠佳，比正常同龄孩子体质差很多，这样不仅会影响正常的生长发育，还会对智力发育造成负面影响。

孩子出现厌食的原因，除了饮食方面，还包括其他方面。而孩子厌食，重在预防。其实，妈妈只要在平时的生活中多花一点儿心思，就能让自家的孩子远离厌食的困扰，健康成长。

✳ 营造良好的用餐环境

温馨、美好的家庭环境和良好的用餐氛围，能让人在全身心放松的状态下集中精力去进食，并保持心情舒畅，对预防和改善儿童厌食症很有帮助。

良好的用餐环境主要包括以下几个方面的内容：

◆孩子进餐时使用清洁、卫生的消毒餐具。

◆必要时可以给孩子购买专门的儿童餐椅和可爱的、色调和谐的餐具，有利于增进孩子的食欲。

◆与孩子建立良好的互动，避免在餐桌上谈论不愉快的事，更不能出现争吵，可以谈论些在工作或学习中的趣事、开心事。

◆避免在进餐时批评、训斥和指责孩子，以免影响孩子的正常进食。

◆注重餐桌的摆放和颜色的搭配，桌面颜色和餐具颜色以淡雅的色调为好，淡雅的底色才能衬托出菜肴的色彩。

◆不要过分要求孩子的吃饭速度，提倡细嚼慢咽。

✳ 不要强迫孩子进食

随着孩子年龄的增长，其自主意识也在逐渐增强，包括产生逆反心理。因此，当孩子不想吃饭时，家长切忌强迫孩子，或采取"追喂"等过分关注孩子进食的行为，否则，你越强迫孩子，孩子越容易产生逆反心理，结果只会适得其反。即便孩子吃下去了，也是在被动的情况下，把吃饭当作任务去完成，并不能体会到进餐的乐趣，也失去了吃本来的意义，对增进孩子的食欲毫无益处。

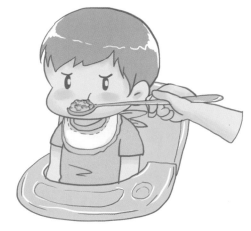

当孩子故意拒食时，有的家长还会迁就孩子，以满足某些要求作为让孩子进食的条件。这样做也是不对的，只会让孩子更加娇惯，不仅无法养成良好的进食习惯，对以后的健康成长也不利。其实，孩子如果一两顿不吃，家长也不必过于担心，这说明孩子摄入的能量已经够了，等到孩子饿了，他自然会主动要求进食。

✳ 补充微量元素——锌、铁等

身体缺乏某种微量元素及某些激素分泌不足也有可能引起厌食。如缺锌、缺铁、甲状腺功能低下、肾上腺皮质激素相对不足等，都是引起孩子厌食的原因。其中，缺锌会影响舌头味蕾细胞的敏感性，影响胃肠道消化酶的功能，导致食欲下降；缺铁会导致孩子患缺铁性贫血，也可能引起食欲下降。因此，家长可以给孩子补充适量锌、铁等微量元素，预防厌食。

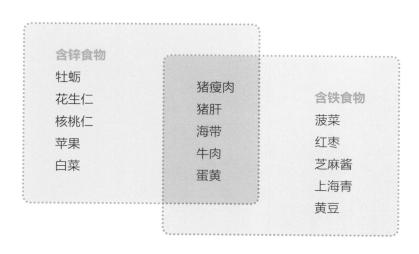

含锌食物
牡蛎
花生仁
核桃仁
苹果
白菜

猪瘦肉
猪肝
海带
牛肉
蛋黄

含铁食物
菠菜
红枣
芝麻酱
上海青
黄豆

✳ 预防慢性疾病

如果孩子患有某些慢性疾病，可能会使消化道功能紊乱，消化液减少，动力降低，酶的活性下降，从而导致孩子出现厌食的症状。因此，妈妈要积极预防孩子患上以下慢性疾病：

▼ 胃肠道疾病

如消化性溃疡、急慢性肝炎、慢性肠炎以及各种原因导致的腹泻或慢性便秘等。

▼ 呼吸道疾病

如发热、感冒、咳嗽以及其他呼吸道感染等。

▼ 全身性疾病

如结核病、胶原病、贫血及一些慢性感染等。

▼ 其他疾病

如肝功能不全、高血压、酸中毒、尿毒症以及消化道瘀血等。

TIPS

当孩子出现厌食时，家长应先带患儿到正规医院的儿科或消化内科进行全面细致的检查，排除那些可能导致厌食的慢性疾病，再对症治疗。

✳ 降低药物影响

药物对孩子的脾胃系统也有影响，特别是孩子生病时，如果服用了某些药物，可能会导致厌食，具体内容如下：

◆某些药物会刺激胃肠道，引起食欲不佳，如阿奇霉素、硫酸亚铁、磺胺类药物等。

◆某些药物的不良反应会引起人体消化道的变态反应，使人产生恶心、呕吐等，导致孩子厌食，如红霉素、氯霉素等药物。

◆维生素A或维生素D中毒也会有厌食的表现。

◆某些抗癌药物也很容易引起厌食。

一般的药物都附有说明书，有关于不良反应的介绍，妈妈可以在孩子服药前进行了解。另外，以上四类药物要特别引起重视，不可盲目给孩子用药；遵医嘱用药后，要密切观察孩子的反应；等孩子康复后，应及时停药，从而尽量避免药物对孩子产生的不良影响。

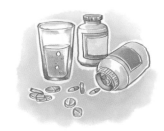

✳ 留意气候变化

气候变化也会影响人的食欲，尤其是天气炎热时，很多人都会吃不下饭，这是因为人体胃肠道消化酶的活性会随着气温的升高而降低，食欲也会随之下降。如果不及时调节，很容易出现小儿厌食。

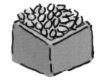

因此，家长要细心留意气候的变化，在炎热的夏天，多给孩子吃些消暑健脾的食物，如绿豆、黄豆等，保护好孩子的脾胃。

✳ 关注孩子的心理健康

对儿童厌食来说，精神、心理等因素也是不可忽视的重要原因。例如，家庭成员（特别是爸爸）的饮食习惯往往会直接影响孩子的进食行为；家庭气氛不和、家庭暴力、家中变故、家长对孩子过于严格或者漠不关心，以及孩子进食时受到责骂等，都可能影响孩子大脑的摄食中枢，导致神经性厌食。

另外，稍大一些的孩子还可能因为学习紧张、压力大而产生悲观、焦虑、压抑等负面情绪，影响脾胃运化，导致食欲下降，出现厌食。

可见，家庭、环境因素与儿童食欲关系密切。家长要密切关注孩子的心理健康，减轻孩子的精神压力，预防由此引起的厌食。

✳ 督促孩子多做运动

适当运动，能加快孩子体内的新陈代谢，增加食欲。游泳、跑步、郊游等户外运动都比较合适。

总之，家长应知道，预防小儿厌食，不是靠打骂、训斥、利诱等手段来实现的，更不是靠娇惯、宠爱来培养的，而是依靠科学喂养和对孩子日常行为习惯的培养，耐心地去引导他。当孩子的脾胃功能强健了，自然就会远离厌食了。

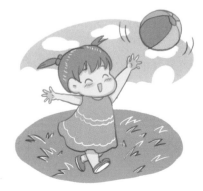

5 ## 推拿按摩，健脾开胃

按摩可以很好地缓解小儿厌食，尤其是针对腹部重点穴位的按摩，能刺激肠胃蠕动，起到健脾开胃的效果，而且操作简单易学。家长平时自己在家就可以给孩子按一按，既方便又能起到良好的治病功效。（找穴法详见160~161页的内容）

小儿厌食·按摩疗法

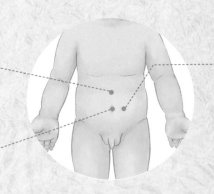

【中脘穴】

位于上腹部，前正中线上，当脐上4寸。

【神阙穴】

位于腹正中线，脐中央。

【天枢穴】

位于脐中旁开2寸。

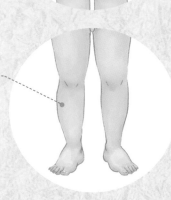

【胃俞穴】

位于背部，当第12胸椎棘突下，旁开1.5寸。

【脾俞穴】

位于背部，当第11胸椎棘突下，旁开1.5寸。

【膀胱俞穴】

位于骶部，当骶椎棘突下旁开1.5寸处，平第2骶后孔。

【足三里穴】

位于小腿外侧，犊鼻穴下3寸，犊鼻与解溪的连线上。

01 患儿仰卧，家长用大拇指指腹从中脘穴一直推到神阙穴，反复操作10~15次。

02 家长用拇指指腹点按两侧的天枢穴，至皮肤潮红发热。

03 家长搓热双手，将右手手掌放在患儿的腹部，以神阙穴为中心，围绕肚脐顺时针揉按2~3分钟。

04 家长用大拇指指腹点按足三里穴，至潮红发热为度。

05 患儿俯卧，家长双手大拇指指腹从脾俞穴和胃俞穴开始，往下推至膀胱俞穴，推10次。

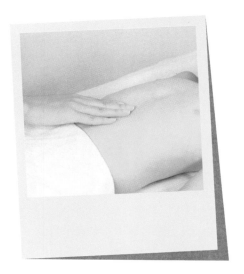

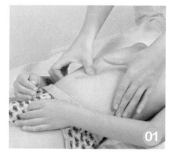
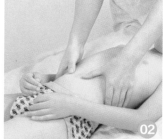
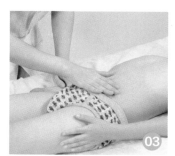
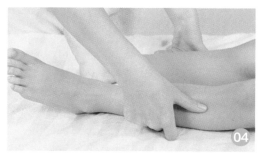
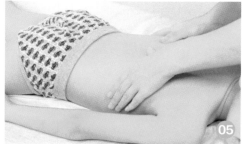

七 脾虚胃热，大便干燥、难解

如果人的脾胃虚弱，胃肠积热，大便就会干燥、难解，这不仅会影响食欲和营养的吸收，还会阻碍身体发育。对于孩子来说，这种影响尤为不利，家长切不可掉以轻心。

 ## 1 胃肠积热、脾虚，引起便秘

小儿便秘是指排便次数明显减少、大便干燥坚硬、秘结不通、排便时间间隔较久（大于2天）、无规律或虽有便意但排不出大便。引起小儿便秘的原因有很多，从脾胃的角度来看，主要有胃肠积热和脾虚两个方面的原因。

✳ 胃肠积热引起便秘

在中医里，热就是火，胃肠积热，就是肠胃里有火，这个火主要源于不健康的生活方式和不合理的饮食结构，比如，孩子中午不睡觉，晚上十一二点还在玩；喝水太少，饮食过于精细；不爱吃蔬菜和水果，喜欢吃肉、甜腻或油炸食物；饮食没有节制，暴饮暴食等。这些都会造成胃火，而胃与肠相连，胃火向下传到大肠，灼伤大肠内的津液，使得肠燥津枯，大便干燥，从而引发实证便秘。

✳ 小儿脾虚也可导致便秘

脾主肌肉，肠道的蠕动也要依靠肠道肌肉的力量，但孩子天生脾脏虚弱，如果日常生活中不好好养护脾脏，就很容易导致脾脏运化无力，大肠传导功能失常，那么消化后的食物残渣等就会停滞在大肠内，从而形成虚证便秘。

虚证便秘与实证便秘有所不同，它所形成的粪质不干硬，孩子也有便意，但就是无法正常地排出体外，需要耗费很大的力气。

一些肠管肛门器质性病变也会导致便秘，如肛门直肠畸形（闭锁或狭窄）、肛裂、肠梗阻、肠套叠等。因此，当孩子出现便秘时，家长首先应带孩子去医院检查，排除器质性病变，再对症治疗。

2 把握重点，巧辨孩子便秘

我们都知道便秘对孩子的危害很大，可以造成腹胀、呕吐、呼吸困难、食欲不佳或进食困难，严重的还可能引起发育迟缓等，所以家长一定要密切观察孩子的大便情况，做到早发现和早治疗。

但是，很多家长拿不准自家的孩子是否是真的便秘。其实，孩子排便的次数和频率有很大的差异，一般来说，孩子两三天排便一次，或者一天排便两三次都是正常的。只要孩子的大便性状及量基本正常，排便过程不十分费力，孩子的食欲、身体状态及体重增加等均无异常，就不需要过度担心。家长可以通过以下信号和症状巧辨孩子便秘。

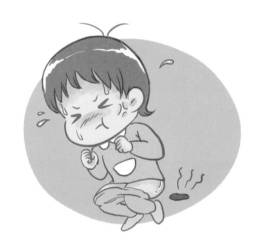

❋ 孩子便秘的信号

◆3天以上排便一次。

◆粪质干硬，像羊粪粒。

◆排便过程费力、困难。

◆经常腹胀或腹痛。

◆食欲减退，甚至会呕吐。

孩子便秘的症状表现

观察重点	症状表现
大便的次数	孩子大便的次数比平时有所减少，尤其是连续 3 天以上都没有排便。
大便的量和质地	大便量少，发硬，颜色发黑或者发灰，形状像羊粪粒。
孩子的食欲	孩子吃得比原来少，没什么胃口，甚至会把吃进去的食物吐出来。
是否腹胀	肚子胀胀的、硬硬的，敲一敲会有响声，有时候还会肚子疼。
排便时是否费力	孩子排便的过程中小脸会憋得通红，十分费力，甚至会导致肛裂出血。

3 **饮食调理，养好孩子脾胃**

应对孩子便秘的方法有很多，根本的还是要从饮食入手进行调理，因为大多数小儿便秘是由于饮食不当引起脾胃功能失调导致的。

✳ 给孩子吃富含膳食纤维的食物

膳食纤维被誉为"肠道清道夫"，主要来自植物的细胞壁，包含树脂、果胶、木质素、纤维素、半纤维素等，可以分为水溶性和非水溶性两种。其中，水溶性膳食纤维能软化粪便，增加肠道有益菌数量，调整人体内微生态平衡；非水溶性膳食纤维能在肠道内吸水膨胀，刺激肠壁，加快肠道蠕动以及吸附有害物质，并将其排出体外。

对于便秘的患儿来说，家长可以多给孩子吃一些富含膳食纤维的食物，如糙米、玉米等粗粮；新鲜的蔬菜和水果；根茎类和海藻类食物，如牛蒡、紫菜等。

✳ 鼓励孩子多喝水

水是七大营养素之一，是机体必不可少的物质。充足的水分可以润滑肠道，还可参与大便的形成，并使大便软化，利于将其排出。如果体内水分偏少，大便就会干涩难行。因此，家长应鼓励孩子多喝水，增强胃肠道的消化功能。

一般来说，1岁以下的婴儿，如果是纯母乳喂养，6个月内不需要额外补充水分，如果有便秘现象，可以喂少量白开水；如果是混合喂养或配方奶喂养，则要适当补充水分。稍大一点的孩子，则要保证每天一定的饮水量。

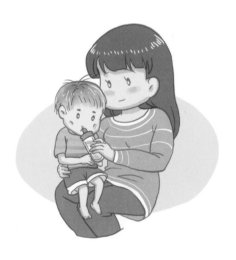

✳ 纠正孩子偏食的坏习惯

饮食习惯会影响消化系统的健康。家长应及时纠正孩子偏食的坏习惯，对喜欢吃的非健康食物要有所节制，适可而止；对不喜欢吃的健康食物也要适当吃一点儿，这样才能使身体获得均衡的营养，保护肠胃健康，远离便秘困扰。

薏米通便茶

● 原料

水发薏米40克，干山楂20克，陈皮8克，荷叶4克。

● 调料

蜂蜜12克。

● 做法

1 砂锅中放入薏米和干山楂，注入适量清水烧开。

2 放入洗净的陈皮和荷叶，搅拌均匀。

3 盖上盖，煮沸后用小火煮约20分钟，至薏米熟透。

4 揭盖，搅拌一小会儿，关火后盛出煮好的薏米通便茶。

5 滤取茶汁，装入杯中，加入蜂蜜拌匀，趁热饮用即可。

 食疗功效

陈皮含有柠檬苷、苦味素、挥发油、橙皮苷、维生素C等成分，对胃肠道有温和刺激作用，可促进消化液的分泌，排除肠管内积气，促进通便。

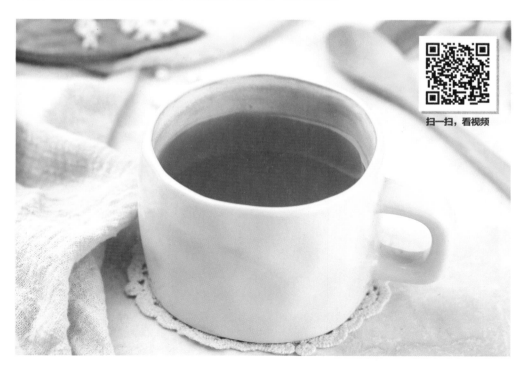

扫一扫，看视频

清炒红薯叶

● **原料**

红薯叶350克。

● **做法**

1 红薯叶清洗干净。

2 炒锅注入适量食用油烧热。

3 放入红薯叶炒匀，加盐、味精调味。

4 待红薯叶入味，盛出即可。

● **调料**

盐、味精、食用油各适量。

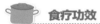 **食疗功效**

红薯叶的营养非常丰富，富含膳食纤维，孩子经常食用可以有效预防便秘。

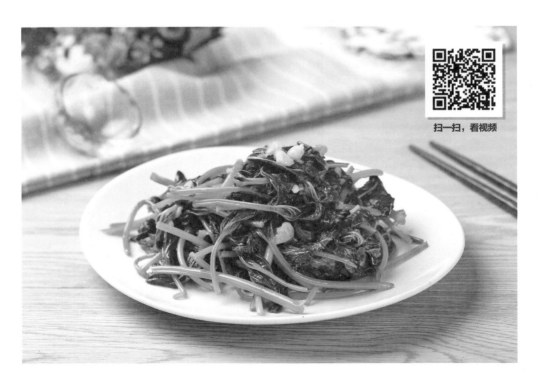

扫一扫，看视频

蜂蜜蒸红薯

● **原料**

红薯300克。

● **做法**

1　洗净去皮的红薯修平整，切成菱形。

2　切好的红薯摆入蒸盘中，备用。

3　蒸锅上火烧开，放入蒸盘。

4　盖上盖，用中火蒸约15分钟至红薯熟透。

5　揭盖，取出蒸盘，待稍微放凉后浇上蜂蜜即可。

● **调料**

蜂蜜适量。

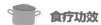 **食疗功效**

　　红薯含有维生素、膳食纤维、钾、铁、铜、硒、钙等营养成分，能保持血管弹性，促进胃肠蠕动，有效缓解小儿便秘。

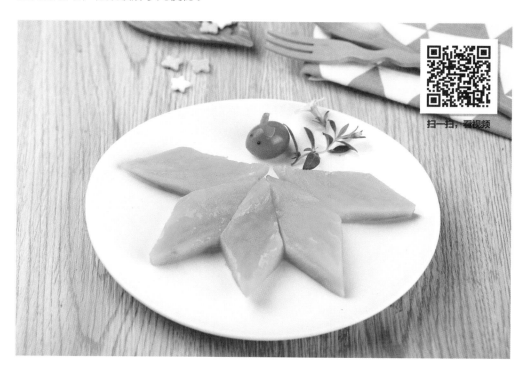

扫一扫，看视频

4 **生活多注意，巧防孩子便秘**

专家指出，孩子便秘是可以预防的。家长在日常生活中多留意，帮助孩子养成良好的生活习惯，并有针对性地做一些可以促进排便的活动，就能呵护肠胃健康，让孩子远离便秘，健康成长。

✳ 早晨起床后喝杯温开水

便秘是因为粪便在大肠内停留的时间太长，其所含的水分被人体大量吸收，从而难以排出导致的。肠道排泄离不开水，所以，要想通便，必须为肠腔内补充充足的水分。若体内水分不足，食物在肠道内就不能得到有效分解，肠道消化不堪重负，大便就会干燥、难解，引起便秘。

早晨起床后喝一杯温开水就是一个不错的选择。人在夜间休息时，肠胃活动也会慢下来，早晨起床后，让孩子空腹喝一杯温开水，能洗刷肠道，刺激胃肠的活动，排出其中的垃圾和毒素，使肠胃呈现良好的状态。同时，水分可以立即被输送到大肠，增加体内粪便的含水量，从而促进排便。此外，早上起床后喝水还可以降低血液黏稠度，给身体里的细胞运送氧气，让孩子的大脑迅速清醒过来。

不过，早上喝水的方法也是有讲究的，做到以下几个方面，能让你的肠胃更健康，排便更通畅。

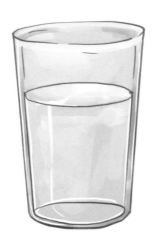

◆最好在起床后，吃早餐之前，空腹的状态下喝水。

◆早上喝水宜大口不宜小口。小口喝水，水流速度慢，易产生小便；大口喝水则能尽快到达结肠，刺激肠胃蠕动。

◆早上空腹喝水的水量宜控制在300毫升左右。

◆早上喝的水水温不能太低，更不能喝生冷的水，以免给肠胃带来不良刺激。

◆除了温开水，还可以选择淡盐水、蜂蜜水等，也能起到清理肠胃、改善便秘的作用。

✳ 培养孩子良好的排便习惯

良好的排便习惯，让肠道通畅，是避免肠道问题的关键之一，对于预防和缓解便秘起着至关重要的作用。一般来说，孩子1岁半以后，家长就可以有意识地培养孩子的排便习惯了。

定时排便，不强忍便意。排便是受意识控制的脊髓反射。正常人的直肠内通常是没有粪便的，当粪便充满直肠，刺激了直肠壁感受器，发出冲动传入腰骶部脊髓内的初级排便中枢，同时上传到大脑皮层，引起便意。如果孩子有了便意后却忍着不去排便，使已经到达直肠的粪便又返回到结肠，直肠逐渐失去对粪便压力刺激的正常敏感性。久而久之，大肠对发出的便意信号反应越来越迟钝，渐渐地，就没有便意了，最终就会发展成习惯性便秘。因此，家长要让孩子定时排便，可以把早餐后1小时作为孩子固定的排便时间。开始时，家长可以陪伴孩子排便，每次10分钟左右，渐渐帮助孩子养成定时如厕的习惯。

排便时不要过于用力。排便过于用力，也是造成便秘的一个重要因素。一般情况下，人的直肠与肛门的角度呈90°。当人在排便时，盆底肌肉放松，直肠与肛门的角度扩张至130°，从而使大便顺畅地排出体外。倘若排便时过于用力，盆底肌肉和肛门括约肌就会变得紧张，此时直肠与肛门的角度仍呈90°，导致肛门闭合，无法排便，引发便秘。家长可以在孩子如厕前给他喝杯果汁或者温蜂蜜水润润肠，还要注意室内温度及便盆的舒适度，以免使孩子对坐盆产生厌烦或不适感。

排便时要专心。家长应教导孩子，在排便时集中注意力，切记不要打电话、看书、看报纸、玩手机等，以免分散自己的注意力，不利于排便。

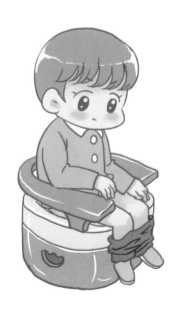

✳ 鼓励孩子多活动

俗话说，生命在于运动。运动渗透在生命中的每一个角落，对于便秘来说，缺乏运动也是一个重要的因素。

运动能锻炼腹肌，增加腹肌张力和促进胃肠道的蠕动。长期坚持科学的运动，能改善消化系统，促进新陈代谢，有效地改善便秘。因此，家长要保证孩子每日有一定的活动量。对于还不能独立行走、爬行的小宝宝，家长要多抱抱孩子或给孩子揉揉小肚子；等孩子长大一些，会走、会跑了以后，家长可以引导孩子多做一些跑步、游泳之类的有氧运动。

◆跑步。跑步对于调节胃肠功能，防治胃神经官能症、胃及十二指肠溃疡、慢性胃炎、结肠炎等消化系统疾病都有良好的效果。

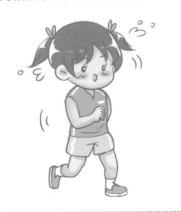

◆跳绳。跳绳时人体的呼吸会加快加深，使胸、背、膈肌都得到锻炼，还能刺激腹腔内脏，有效防止排便力不足。

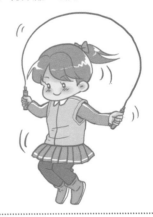

◆游泳。游泳能加快人体的新陈代谢，加速营养物质的吸收，还可以间接地按摩胃肠，加快胃肠蠕动，促进排便。

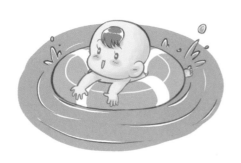

◆仰卧起坐。仰卧起坐可以直接锻炼腹部肌肉群的力量，使腹部肌肉收紧，更好地保护腹腔内的脏器，增强排便力，还有利于防治痔疮。

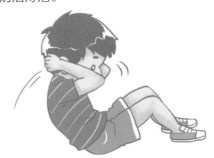

✳ 不可忽视孩子的心理问题

小儿便秘，大多是由饮食不当引起的，也有部分与心理因素有着密切的联系。因此，当家长发现自己的孩子通过饮食、运动、调整生活方式等手段无法改善便秘的状况时，就应考虑便秘是否与心理有关，即孩子是否存在心理性便秘。

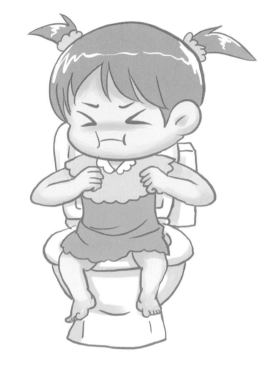

心理性便秘多发于2~3岁的幼儿，这一年龄的孩子，大多数都已经慢慢懂事，也逐渐产生了一定的自制能力。当排便时有不适或疼痛感，或偶尔排便困难时，便会不由自主地对排便产生恐惧感；当排便时不小心弄脏了裤子或地面，遭到家长的严厉训斥，就会对大便产生"厌恶感"；有的孩子晚上大便时，厕所无灯或无人陪伴，会产生恐惧和孤独感，导致强忍便意。孩子经常出现不同程度的抑郁、焦虑、强迫观念及行为，这些不良的心理因素通过抑制自主神经对结肠、直肠和盆底肌肉的刺激，使肠道蠕动减弱，从而引起便秘。以上这些因素都会导致孩子出现不同程度的心理性便秘，家长朋友一定要给予重视。

当孩子出现心理性便秘时，作为父母，除了要在日常生活中细心观察、积极引导之外，还要帮助孩子解除心理上的负担，让孩子知道大便本来就是一种正常的生理现象，并注意给孩子营造一个良好的排便环境，让他逐渐摆脱心理性便秘的困扰，养成良好的生活习惯。

◆可利用书本或电视节目，给孩子讲解排便的相关知识。

◆积极改善饮食，减轻孩子排便时的痛苦。

◆对排便时孩子不小心弄脏地面或裤子的现象，不要埋怨或斥责，多一些理解和包容。

◆对于夜间排便的宝宝，家长最好能陪同，给他一定的安全感和心理安慰。

◆鼓励孩子多运动，尤其是一些有利于促进排便的运动。

◆平时要多跟孩子沟通，交流生活中遇到的问题，特别是在排泄方面，不要觉得难以启齿，给孩子提供正确的生活方式和心理照护。

5 推拿按摩，改善便秘

孩子便秘了，也可以通过推拿按摩的物理疗法来缓解和改善病情，合适的穴位按摩能刺激脾胃系统，促进体内的粪便和毒素排出，此外，还能预防肠胃炎、大肠癌等肠胃系统疾病。（找穴法详见160~161页的内容）

小儿便秘·按摩疗法

【大肠经】
位于食指桡侧缘，自指尖至虎口成一直线。

【合谷穴】
位于手背，第1、2掌骨间，第2掌骨桡侧的中点。

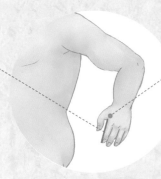

【天枢穴】
位于脐中旁开2寸。

【足三里穴】
位于小腿外侧，犊鼻穴下3寸，犊鼻与解溪的连线上。

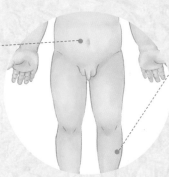

【大肠俞穴】
位于腰部，第4腰椎棘突下，旁开1.5寸。

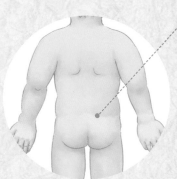

01 患儿仰卧，家长用拇指依次揉按两侧的天枢穴、合谷穴、足三里穴，每穴各揉按1分钟。

02 家长搓热双掌，放在患儿的腹部，以肚脐为中心，围绕肚脐顺时针揉按10次。

03 家长用拇指指腹推按大肠经，称为清大肠，推按10次，对侧以同样的方法操作。

04 患儿俯卧，家长用拇指指腹按顺时针方向揉按大肠俞穴，1分钟即可。

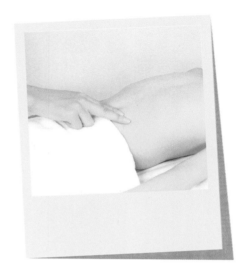

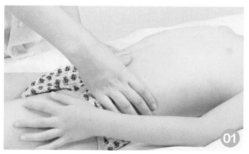

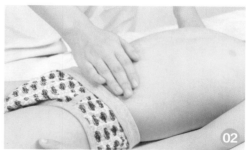

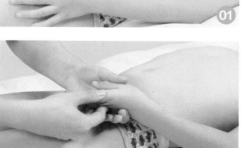

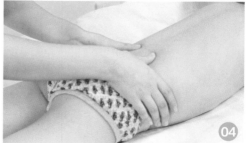

八 反复腹泻，脾虚是元凶

腹泻，多发于6个月～2岁的婴幼儿，一年四季均可能发病，尤以夏秋季节为多。孩子一旦发生腹泻，必然会影响生长发育。因此，家长一定要引起重视。

 ## 1 小儿腹泻的判断与鉴别

小儿腹泻，是指小儿粪便的形状和次数发生了改变，形状由干变稀，次数由少变多。伴有发热、呕吐、腹痛等症状及不同程度的脱水，导致电解质、酸碱平衡紊乱。通常在24小时内，如果孩子排便次数在3次以上，就可以视为腹泻了。不过，有很多婴幼儿正常排便次数也会多于3次，如母乳喂养者每天排便可达6次。一般来说，按照腹泻的程度，可分为三类：

轻度腹泻
- ◆精神状态良好
- ◆腹泻每天5次左右
- ◆大便量不多
- ◆大便呈稀便、水样便、蛋花样便、黄绿色便或便中有少量黏液等
- ◆无明显脱水现象

中度腹泻
- ◆精神较差
- ◆腹泻每天10次以上
- ◆轻/中度脱水，小便次数减少
- ◆伴有发热、呕吐、食欲下降等症状

重度腹泻
- ◆精神萎靡，全身状况差
- ◆腹泻每天10次以上
- ◆严重脱水，并会发生酸中毒及电解质紊乱
- ◆高热
- ◆四肢冰凉、6～8小时无小便、呼吸深快、脉搏细弱或消失

轻度腹泻的孩子一般不需要去医院，只要在家注意调整饮食、及时补水，或做推拿和按摩就可以改善。但家长要密切观察孩子的病情，一旦发现孩子病情加重，达到中度或重度腹泻，就必须立即送往医院治疗。

 2 脾虚易伤食，伤食致腹泻

对于家长来说，小儿腹泻难免让人头痛，临床中，严重的小儿腹泻可长达十几天，不仅会使摄入的营养物质无法被充分吸收，使孩子消瘦无力，腹泻的侵袭还容易引起孩子抵抗力低下，使其他疾病乘虚而入，埋下健康的隐患。那么，是什么让孩子这么容易腹泻呢？

在中医看来，小儿腹泻主要是由于脾胃虚弱导致伤食、感受外邪和水湿停滞所致的。

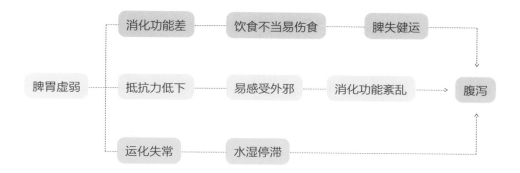

从上图我们可以看出，脾胃虚弱是引起孩子腹泻发病的基础，而饮食和感受外邪等是发病的条件。小儿的脾胃功能本就不健全，如果脾胃这个基础没有打好，人体的消化功能、免疫功能和抵抗力等都会相应地降低，当饮食不当、外邪来袭时，脾胃就会受到不同程度的损伤，孩子就很容易发生腹泻了。另外，脾胃虚弱，脾气不足，就无法正常运化孩子体内的水湿，使过多的水分停留在肠内，也会形成腹泻。因此，要想防治小儿腹泻，还需从养护孩子的脾胃做起，合理喂养孩子，增强抵抗力。

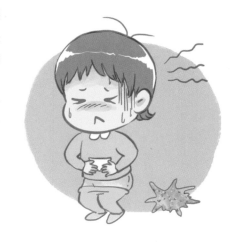

3 脾虚腹泻，饮食细调养

孩子腹泻，与之联系最紧密的就是饮食了。特别是脾胃虚弱的孩子，极易发生脾虚腹泻，家长一定要多关注饮食细节，给孩子科学的饮食照护，以预防或延缓病情。

✹ 坚持母乳喂养

母乳是婴儿理想的天然食物，其中不仅含有婴儿生长发育所需的全部营养，更含有多种消化酶和丰富的抗体、免疫活性等物质，可增强婴儿的抗感染能力。有研究显示，和纯母乳喂养相比，非母乳喂养的宝宝患过敏、营养不良、腹泻、便秘的概率都大大提高。坚持母乳喂养，有利于保护孩子的肠胃系统，预防小儿腹泻。如果孩子已经发生了腹泻，那么妈妈仍要坚持母乳喂养，并让孩子少吃多餐，促进身体康复。

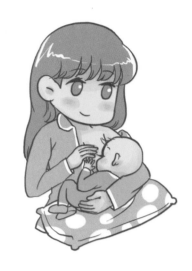

✹ 循序渐进添加辅食

小儿的脾胃功能发育还不够完善，如果家长不懂得科学喂养，或饮食稍有改变，使孩子对添加的辅食不适应，或短时间内添加的辅食种类太多，一次喂食量过大等，都会影响其脾胃的运化功能，引发腹泻。

一般来说，孩子长到6个月以后，就可以根据其自身的发育情况添加适量辅食了，辅食的添加一定要循序渐进，按照由少到多、由细到粗、从稀到稠、从一种到多种的顺序，在宝宝身体健康、消化功能正常的前提下逐步添加。

✹ 及时给孩子补充水分

腹泻会让孩子的身体流失很多水分，甚至引起脱水。因此，当腹泻发生时，家长一定要及时为他补充足够的水分，可以是温开水，也可以喝点淡盐水。不建议喝蔬果汁或运动饮料，因为它们会加重肠胃负担。另外，如果发现孩子已经脱水，就要立刻去医院进行补液，以免加重病情。

焦米汤

● **原料**

大米140克。

● **做法**

1 锅置火上，倒入备好的大米，炒出香味，转小火，炒约4分钟，至米粒呈焦黄色。

2 关火后盛出食材，装在盘中，备用。

3 砂锅中注入适量清水烧热，倒入炒好的大米，搅拌均匀。

4 盖上盖，烧开后用小火煮约35分钟，至食材析出营养物质。

5 揭盖，搅拌几下，关火后盛出即可。

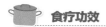 **食疗功效**

炒过的大米制成汤，易于消化和营养吸收，而且能为腹泻患儿补充体内流失的水分。

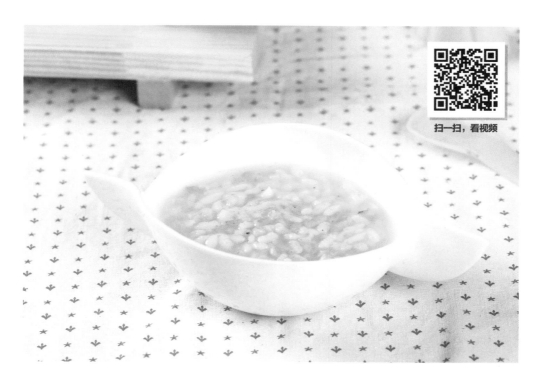

扫一扫，看视频

嫩南瓜糯米糊

● **原料**

糯米粉40克，嫩南瓜55克。

● **做法**

1 嫩南瓜去皮，去瓜瓤，切成丁，备用。

2 锅置火上，放入嫩南瓜丁，拌匀，至其变软，倒入糯米粉，拌匀，注入适量清水，调匀。

3 关火后盛出，滤在碗中，制成米糊。

4 另起锅，倒入米糊，煮约6分钟，边煮边搅拌，至食材成浓稠的糊状。

5 关火后盛入碗中即可。

食疗功效

南瓜含有维生素A和维生素D，能保护胃肠黏膜，减少腹泻给宝宝身体带来的伤害。

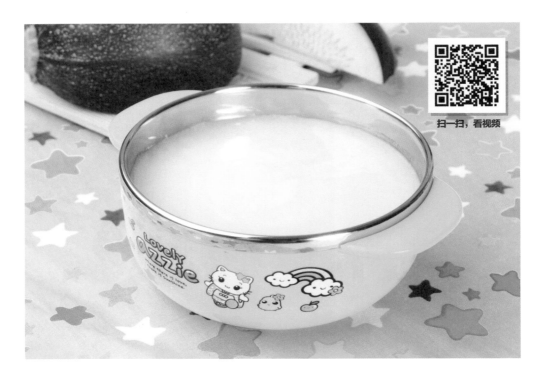

扫一扫，看视频

小米山药饭

● **原料**

水发小米30克，水发大米、山药各50克。

● **做法**

1 洗净、去皮的山药切小块。

2 备好电饭锅，打开盖，倒入山药块，放入洗净的小米和大米，注入适量清水，搅匀。

3 盖上盖，按功能键，调至"五谷饭"图标。

4 进入默认程序，煮至食材熟透。

5 按下"取消"键，断电后揭盖，盛出煮好的小米山药饭即可。

 食疗功效

小米味甘、咸，山药味甘、性温，两者搭配煮饭，补而不滞，不热不燥，能有效改善腹泻。

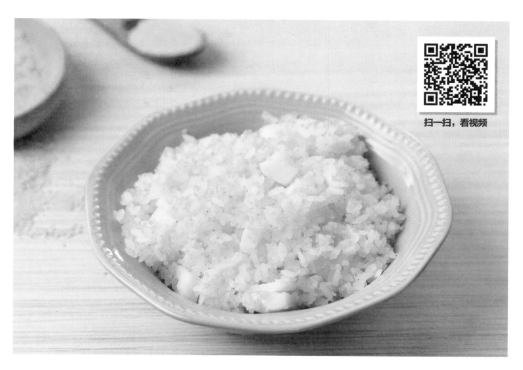

扫一扫，看视频

4 预防孩子腹泻，生活细节不可小觑

小儿腹泻可造成不同程度的消化吸收障碍，引起脱水或电解质紊乱。特别是1岁以内的婴幼儿，一旦发生腹泻，可能会在近一个月内不增加体重，严重影响生长发育。家长在平时应尽量做到让孩子不腹泻或少腹泻，要做到这一点，生活细节不可小觑。

✳ 注意天气变化

小儿的脏腑极为娇嫩，气血也不够充实，所以难以适应四季寒暑温凉的变化，尤其是在季节交替之际，气温变化较大且没有规律，孩子极易受此影响而引起消化功能紊乱：

◆气温偏低，身体受凉，会加快肠胃蠕动，引发腹泻。

◆气温偏高，肠胃消化液的分泌会减少，引发腹泻。

◆春秋季节，早晚温差大，孩子的腹部容易受凉，引发腹泻。

因此，家长要密切关注天气的变化，为孩子及时添减衣物，预防腹泻等消化系统疾病的发生。

✳ 让孩子养成良好的卫生习惯

养成良好的卫生习惯对孩子的身体健康非常重要，从孩子懂事时开始，家长就应着手培养孩子在日常生活中的卫生习惯了。

◆教育孩子如何正确地洗手、洗脸、洗头、洗澡。

◆指导孩子勤剪指甲、使用手帕和纸巾等。

◆饭前、便后和手脏时及时让孩子洗手，最好使用流动的水冲洗。

◆孩子的食具、玩具等日常接触的用品要定期消毒。

◆房间的卫生要勤打扫，并开窗通风换气。

◆孩子的衣物要及时清洗，并在太阳下晾晒，以杀菌消毒。

◆1岁以下的婴幼儿，最好不要随便让外人抱或亲吻。

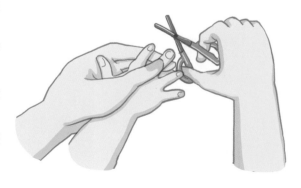

✳ 关注饮食卫生

所谓"病从口入"，关注日常生活中的饮食卫生，是防治小儿腹泻的重要一步。因为含有有害菌、病毒、寄生虫、有害化学物质的食品都可能导致孩子腹泻，甚至可能引发癌症，后果严重。

蔬菜、水果要充分洗净。 从市场买回家的蔬菜和水果，其表面往往残留一定的农药。因此，一定要充分洗净再吃。一般可先将其放在水龙头的水流下冲洗一遍，再用淡盐水浸泡大约30分钟。如果是可以去皮吃的水果，尽量去皮，能有效去除上面的农药残留成分。

少给孩子吃剩菜和剩饭。 有些家长为了避免浪费，总是喜欢给孩子吃剩菜和剩饭。殊不知，这些剩菜和剩饭极易滋生细菌和生成有害物质，长期食用，会引发腹痛、腹泻、胃溃疡等病症，甚至可能转变为胃癌。因此，家长在平时做饭时，一定要掌握合适的饭菜量，如果不得已剩下了食物，尽量在当天吃完。储存饭菜时，一定要等食物凉透再放入冰箱，不同的剩菜要分开储存，下次吃的时候一定要充分加热，隔日不要再吃。另外，装剩菜的容器在下次使用之前一定要煮沸消毒。

关注孩子的饮水卫生。 水是生命之源，合理饮水能保证人体健康，如果人饮用了未经消毒处理的水，就有可能引起腹泻、腹痛等肠道疾病，因此，家长要特别注意孩子的饮水卫生。在日常生活中，如果使用水箱、桶装水、净化器、饮水机等，需定期清洗，确保饮水安全。同时，不要让孩子喝生水或未经完全煮沸的水。

购买袋装食品要注意检查。 包括食品的外包装有无破损，生产日期、保质期、保存方式，以及有无生产商、生产地等，以确保所买的食品安全、无害。

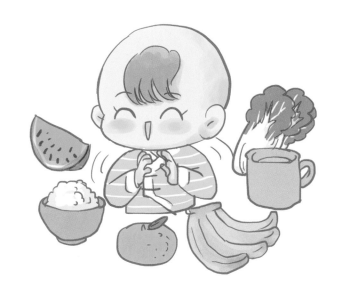

外出就餐注意卫生。 一般来说，我们建议家长自己在家做饭吃，安全又卫生。但是如果特殊情况要带孩子外出就餐时，应尽量选择营业执照齐全、卫生条件良好的餐厅，使用消毒碗筷就餐。

☀ 做好孩子的口腔护理

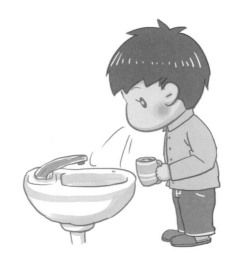

进食后，口腔里会留下一些食物残渣，如不及时清除，就会发酵生酸，助长细菌，造成口腔及消化道菌群失调，腐蚀牙齿，并影响肠胃功能，甚至引发腹泻。所以，家长应教导孩子做好口腔护理工作，如为孩子选购毛束少、软硬适中的保健牙刷，帮助孩子养成饭后漱口、早晚刷牙的好习惯，指导孩子正确刷牙。另外，刷牙和漱口的杯子要专人专用，防止传染疾病。

☀ 注意孩子的腹部保暖

腹部的温度是健康的晴雨表。腹部一旦受凉，会刺激肠胃，加快其蠕动速度，引起肠胃不适。因此，注意孩子的腹部保暖，对防患腹泻至关重要，即使是在炎热的夏季，家长也不能忽视。在平时的生活中，可以通过饮食、运动和衣物三个方面为孩子暖腹。

▼饮食

尽量少吃冷饮、凉性的蔬菜瓜果，适量吃些生姜、大蒜、洋葱等温热的食物。

▼运动

可以适量做些有氧运动，如游泳、跳绳、慢跑、骑车等，让身体活跃起来，产生热量，温暖肠胃。

▼衣物

注意防寒保暖，夏季夜间熟睡时最好在腹部盖上薄被或毛毯，避免空调出风口直接对着身体吹。

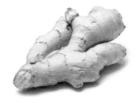
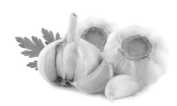
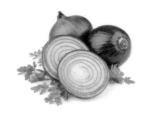

☀ 及时帮孩子清洁臀部

在孩子尤其是婴幼儿排便后，家长要及时把他的整个屁股和外阴部位用温和无刺激的洗护产品冲洗干净，再用清洁干燥的软毛巾吸干水分，涂上适量护臀膏，以防残留的粪便对孩子的皮肤产生不良刺激，甚至诱发"红屁股"或泌尿系统感染。

✳ 谨防疾病感染

小儿腹泻根据病因可分为感染性腹泻和非感染性腹泻两种，感染性腹泻又可分为肠道内感染和肠道外感染。积极预防感染，可有效降低小儿发生感染性腹泻的概率。

常见的可引起腹泻的感染主要有上呼吸道感染、支气管肺炎、中耳炎等，这些疾病引起的腹泻一般不严重，大便形状改变轻微，为稀糊便，含少许黏液，无大量水分及脓血，大便次数略增多，称为症状性腹泻，会随着原发病的好转而逐渐消失，且孩子的年龄越小越多见。

✳ 接种疫苗预防秋季腹泻

小儿腹泻以夏秋季节为多，多数由轮状病毒感染所致，接种轮状病毒减毒活疫苗可以有效预防孩子秋季腹泻。

对于不同的轮状病毒疫苗，其接种计划是不同的。轮状病毒虽然不像流感病毒那样会不断变异，但是人体对它的免疫时间持续较短，所以一般建议孩子3岁以前，在每年的8～10月接种1次，接种2个星期后疫苗就开始起效，4周时抗体浓度达到最高峰，接种成功后有效率为75%～80%。

✳ 不要滥用抗生素

目前，滥用抗生素的现象非常普遍，殊不知，这对身体有害无益。具体来说，青霉素、红霉素、氯霉素等抗生素会破坏肠道菌群的平衡，甚至杀死肠道中的正常菌群，引起菌群紊乱，降低孩子的抵抗力，影响正常的排便。

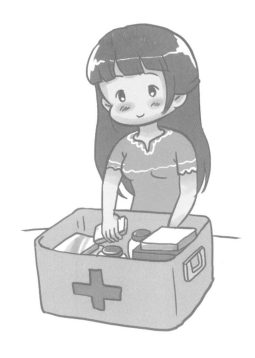

专家提醒，只有细菌性腹泻或其他急性感染（如肺炎、尿道感染）引起腹泻时才需要使用抗生素治疗。在日常生活中，无论孩子身体有什么不适，家长都应该谨遵医嘱给孩子用药。否则，不仅可能引起腹泻，还会损伤神经、泌尿和血液系统，使人体产生很强的耐药性，有损身心健康。

5 孩子腹泻，试试推拿疗法

当孩子发生腹泻时，家长除了要注意孩子的饮食，做好日常照护以外，也可以通过推拿按摩疗法改善孩子的病情，减轻腹泻带来的不适。下面介绍孩子腹泻期间的定位和操作手法，家长可以参考。（找穴法详见160~161页的内容）

小儿腹泻·按摩疗法

【劳宫穴】

位于掌心，当第2、3掌骨之间，当屈指握拳时，中指指尖所点处。

【神阙穴】

位于腹正中线，脐中央。

【中脘穴】

位于上腹部，前正中线上，脐上4寸。

【天枢穴】

位于脐中旁开2寸。

【脾俞穴】

位于背部，当第11胸椎棘突下，旁开1.5寸。

【胃俞穴】

位于背部，当第12胸椎棘突下，旁开1.5寸。

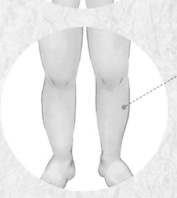

【足三里穴】

位于小腿外侧，犊鼻穴下3寸，犊鼻与解溪的连线上。

01 患儿仰卧，家长先顺时针方向再逆时针方向摩腹5分钟，然后再用拇指指腹揉按神阙穴5分钟。

02 家长用拇指指腹按顺时针方向，分别按揉中脘穴、天枢穴，各按揉20～30次。

03 家长用拇指指腹以顺时针方向按揉劳宫穴，按揉20～30次。

04 家长用拇指指腹以顺时针方向按揉足三里穴，按揉20～30次。

05 患儿俯卧，家长搓热手掌后顺时针揉按脾俞穴、胃俞穴，揉按5分钟，以透热为度。

06 家长用拇指指腹点按胃俞穴、脾俞穴，每秒1～2次的频率，每穴点按2分钟。

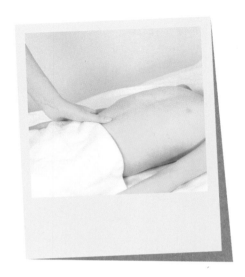

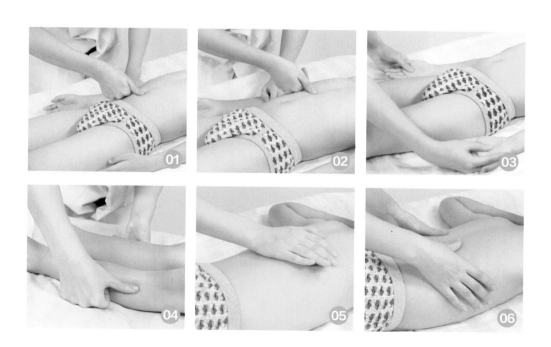

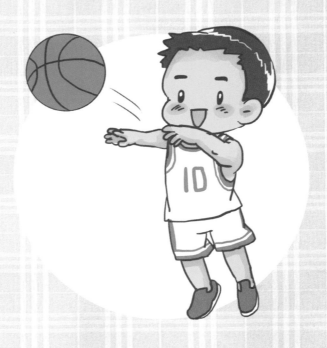

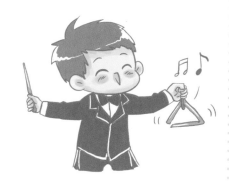

Part 3

内调外养，
孩子脾胃健康无烦恼

让孩子不生病，比孩子生病后如何治更为重要！中医认为，孩子脾胃成而未全、全而未壮，而脾胃为人体的后天之本，养好脾胃才能巩固后天的精气，增强体质。因此，在日常生活中，孩子的脾胃养护至关重要。本章介绍了日常饮食、生活起居、中医理疗、运动等方面有利于调养脾胃的技巧，供家长参考，以便家长全方位调养孩子脾胃。

一 保养脾胃，四季各有不同

四季交替在无形之中影响着身体的健康，尤其是对脾胃影响很大。要想孩子有好脾胃，就应顺应四季气候变化，避开寒暑，适时调节。孩子脾胃安康，身体自然不受疾病侵袭。

1 春季养脾胃，养阳收阴

春季本就容易肝旺而脾弱，脾土被肝木所困，容易导致脾胃的输送、消化功能受影响，出现腹胀、腹痛等症状。因此，春天除了疏肝利胆之外，还需要健脾养胃。

◆春季早晚温差较大，家长要随气温降低，及时给孩子增加衣物，防寒保暖，不使阳气受损。孙思邈主张"春天不可薄衣"，以养阳收阴。

◆中医认为"当春之时，食味宜减酸益甘，以养脾气"。所以春季适宜给孩子多吃一些甜味食物，例如山药、莲藕、胡萝卜等，以加强肝、脾、胃的功能。

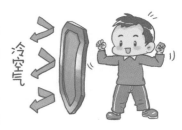

2 夏季养脾胃，避暑防湿

夏季天气炎热，阳气旺盛，湿气较重，且脾胃也是四季中较为虚弱的时候，很容易湿邪入体，损伤脾胃之阳气，出现脘腹胀满、没有食欲等现象。所以夏季养脾胃，要避暑防湿。

◆夏季多雨潮湿，暑热与湿邪相兼为患，也就是中医所说的暑多挟湿。暑热和湿气，容易导致孩子脾气不畅，饮食不调，常出现腹胀、没食欲等症状，甚至患肠胃炎等疾病，所以要让孩子少淋雨、少贪凉。

◆夏季不要过度吹空调，应常开窗通风，散去孩子体表的热气。
◆注意夏季饮食，寒凉、冰冻的食物会产生寒湿，也会损伤脾胃，孩子要少吃雪糕、少喝冷饮等。

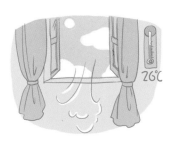

3 秋季养脾胃，滋阴润燥

中医认为，秋季阳气逐渐收敛，阴气慢慢滋长，且秋季的燥气会造成孩子体内津液的大量消耗，不利于阴气的滋养。由于"燥邪"的存在，加之夏末的暑热和湿邪，故秋季养脾胃，以滋阴润燥为重。

◆孩子夏季贪凉是常态，且体内能量损耗较大，到了秋季很容易因夏季脾胃损伤积劳成疾，出现感冒、腹泻等病症，家长应该为孩子准备清淡、易于消化的食物，"热不炙唇，冷不振齿"为宜。

◆粥健脾胃，有脾胃滋阴，以助人体阴阳平衡之效，教导孩子细嚼慢咽，以达到调养脾胃，抵御疾病的目的。

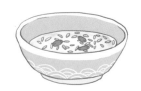

◆秋季天气干燥，要及时为孩子补充水分，适当吃一些润燥的食物也是不错的选择，还要避免腹部着凉，以免因冷空气刺激加重孩子脾胃不适。

4 冬季养脾胃，防寒养阴

进入冬季天气寒冷，过量地吸入冷空气容易刺激脾胃，使脾胃疾病复发。所以冬季要保暖防寒，也可吃些温润的食物，为身体提供能量，达到防寒养阴的效果。

◆如果孩子冬季长时间的不运动，也会影响消化功能，造成食欲不振。适当做些腹部运动，调动"脾气"很有效果。例如：孩子起床后或入睡前，做仰卧起坐或者家长帮助孩子做腹部按摩，以肚脐为中心，顺时针用手掌旋转按摩30次等，都可以起到强健脾胃的效果。

◆冬季由于气温较低，为满足身体抵御寒冷的能量所需，可适当吃一些甜味食物或温热食物，但过多食用会妨碍脾胃消化，减少食欲。

◆除以上两种调养方法外，还要做好孩子的保暖工作，外出戴上帽子、口罩，减少冷空气的吸入，避免脾胃受凉，引起脾胃不适。

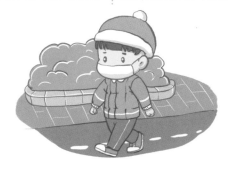

吃饭、喝水，往往因为看似平常而被忽略。其实，不正确的吃饭饮水方法，会对孩子的脾胃造成损伤。所以，要想孩子脾胃健康，不妨先来研究研究孩子的饮食习惯。

 ## 1 脾胃喜"甘"味食物

《黄帝内经》中有"五味入五脏"之说，即"酸入肝，辛入肺，苦入心、咸入肾，甘入脾"，也就是说，脾主甘（甜），孩子脾胃虚弱，可适当吃些甘味食物，补益脾胃，常见的甘味食物如下：

食物分类	代表性甘味食物
谷物类	小麦、大米、小米、玉米、薏米、糯米、燕麦等
豆薯类	黄豆、绿豆、红豆、豌豆、土豆、山药、红薯等
蔬菜类	黄瓜、丝瓜、胡萝卜、莲藕、白菜、茄子等
肉类	鸡肉、牛肉、羊肉、鲫鱼、草鱼、鲈鱼、黄鳝等
水果类	苹果、甘蔗、樱桃、香蕉、菠萝等
干果类	栗子、腰果、南瓜子、松子、核桃仁、开心果等

虽然脾胃喜"甘"，但不能过量食用，否则容易导致脾热，灼伤胃阴，严重的还会导致小儿糖尿病。

2 温热食物对脾胃更有益

中医认为"胃喜温恶寒"，温热的食物能保护胃气，补充阳气，如热粥、热豆浆等，还可以食用一些大枣、板栗等性温食物，既能充盈体内气血，还能强化脾胃功能。

而冷食、冷饮等寒凉的食物，进入胃里会加剧血管收缩，引起腹痛、腹泻等不适，而且胃里的消化酶在低温条件下，活性减弱，还会导致消化不良、食欲下降等。同时，寒邪会使脾胃阳气受损。因此孩子要少喝冷饮、少吃雪糕，刚从冰箱里拿出的食物，也应在常温下放一会儿再食用。

3 清淡饮食适合孩子脾胃

脾胃喜欢清淡的食物，过咸、过甜或辛辣、刺激性强的食物都不利于孩子脾胃功能的正常发挥。尤其孩子的脾胃娇嫩，过于重口的食物，不仅会让脾胃功能运化失常，还会加重肾脏的负担。因此，孩子的饮食应以清淡为主，少吃盐、油，包括腌制食品、烧烤食品、含有钠成分的调味料等，多吃一些新鲜的蔬果，兼顾荤素搭配，营养均衡，调和脾胃。

4 软的食物不会增加脾胃负担

相较于成人的口腔咀嚼和肠胃消化，孩子的咀嚼能力和消化系统还处于逐步完善的过程中，脾胃功能较弱。颗粒大或粗糙的食物不仅会加重胃的负担，还会损伤胃黏膜，容易导致消化系统疾病的产生。所以为孩子健脾养胃应以软烂、易消化的食物为主，如汤粥类、山药泥、土豆泥等。家长在烹饪菜肴时，应将食物切得碎一些，煮至软烂，再给宝宝食用，以减轻脾胃负担。

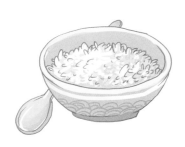

5 新鲜食物营养更好

未经腌制的蔬菜、未加工的水果、当年收获的粮食、刚宰杀的畜禽肉以及刚烹饪熟的食物等，都属于新鲜食物。这些食物不仅味道鲜美，而且营养成分保留较多。而存放时间过长或频繁加工过的食物，不仅营养成分流失较多，还存在变质的风险，不适合孩子食用。家长要选择新鲜的食物，现做现吃。

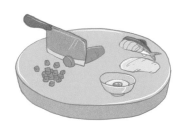

6 节制饮食，宁少勿多

很多家长认为孩子胃口好、吃得多就是身体健康的表现，其实这些都是不正确的观念。孩子自控能力较差，看到喜欢的食物就大量进食，不加节制，这样不仅会加重消化负担，还因为食物不能完全消化，积聚在肠胃，引起小儿积食、消化不良等疾病，损害孩子脾胃健康。所以家长应留心观察孩子食量，注意节制饮食，孩子遇到喜欢吃的食物也要控制好量，坚持宁少勿多。

7 吃好一日三餐

孩子每日所需的营养，离不开一日三餐的供给。饥一顿、饱一顿，饮食没有规律，孩子的脾胃很容易受伤。所以，要想孩子脾胃安好，就要吃好一日三餐。"早餐宜好、午餐宜饱、晚餐宜少"，这是养好脾胃的基本准则。

三餐进食时间和食物推荐表		
一日三餐	**进食时间**	**食物推荐**
早餐	起床后半小时左右，7 ~ 9 点	宜清淡、易消化，同时要保证营养，粥、面、糕点、软饼、牛奶、水果等都可以选择。
午餐	午餐最好在 13 点之前吃完	注意食物的搭配，多吃富含优质蛋白的食物，如鱼、瘦肉、鸡蛋等。
晚餐	17 ~ 19 点	吃些清淡易消化的食物，如米粥、汤搭配小菜等，既有营养又不加重肠胃消化负担。

8 饭前喝汤，温润脾胃

民间有"饭前先喝汤，胜过良药方"的说法，进食前先喝上几口汤，可让口腔、咽喉、食管到胃得到润滑，使食物顺利下咽，防止因为食用干硬食物而刺激消化道黏膜，使消化道功能受损。并且，饭前适量喝汤有助于刺激消化液的分泌，促进胃肠道对食物的消化吸收，进而预防食道炎、胃炎等疾病的发生。

与此同时，汤中含有大量的水分，除了能为身体补充水分之外，还可润滑口腔和肠胃，有助于食物的稀释，且有益于胃肠对食物的消化吸收。对于胃肠功能较弱者，喝汤可减轻消化系统的负担。

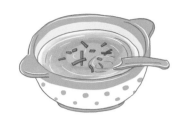

 9 正确给孩子吃零食

零食好像有某种特殊的魔力，尤其是对孩子而言。如果孩子经常吃零食，会让脾胃一直处于工作状态，从而损伤脾胃。但是，对孩子来说，正确适量地吃零食可以摄入更全面的营养。家长不妨试试以下几条原则，让孩子正确吃零食。

◆家长要给孩子选择正确的零食品种，以新鲜、有营养、易消化的食物作为零食，如水果、乳制品、坚果等。因为水果中的有机酸可以促消化；乳制品中的钙，有利于孩子骨骼发育；坚果中的维生素与矿物质是孩子生长发育所需。

◆家长在给孩子吃零食时，要把握好时间，不要因为孩子哭闹就妥协或者放纵孩子。例如零食与正餐之间至少相隔2小时、正餐前1小时、看电视时、晚睡前半小时不给孩子吃零食。

◆如果是街边零食，购买时要留意食品的卫生和安全。尽量少吃街头食品，因为在露天环境下，食品卫生无从保障。大部分油炸、膨化食品所使用的油质量堪忧，且经过高温反复烹饪过，营养流失较多，也要少吃。

◆不要在孩子玩耍或哭闹时喂零食，防止零食被吸入呼吸道。如果是年龄较小的孩子，家长可以将坚果打成粉或糊状，再让孩子食用。

◆零食一次不能吃太多，更不能代替正餐，否则孩子正餐的食欲和食量就会受到影响。过量的零食还会加重消化负担，使脾胃得不到休息，长此以往，就很容易产生脾胃疾病，不利于孩子身体健康。

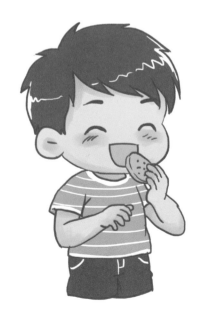

10 正确饮水，脾胃更健康

水对孩子的生长发育至关重要，孩子活动量大、出汗多，体内津液消耗大，加之肾脏功能还不完善，不及时喝水很容易出现缺水现象。但喝水也有很多讲究，喝多少水、怎样喝水对孩子脾胃好，这些都需要家长仔细了解。

◆孩子喝水首选白开水。白开水经过煮沸，既杀死了病菌，又保留了钙、镁等矿物质，满足身体微量元素所需，而且容易被身体吸收，促进新陈代谢，调节体温。

◆孩子每天喝多少水，与孩子的体重有关。1岁以内婴幼儿的饮水量应是每日每千克体重120～160毫升，1～3岁孩子饮水量为每日每千克体重100～140毫升。家长可以根据孩子的具体情况来确定孩子每天的需水量，但不单指饮水量，也包括食物中的水分。

◆孩子大量运动后，出汗多，体内水分流失较多，要及时为孩子补充水分，但要少量多次，不能一次性大量喝水，以免血容量迅速增加，导致心脏负担加重，引起身体不适。

◆将饮水时间分配在一天中的任何时刻，遵循少量多次的原则，也要根据季节、气温、孩子的出汗量，灵活掌握孩子的饮水量。不要一次喝太多，以免增加胃肠负担，影响食物吸收，也不要等孩子口渴时再喝水。

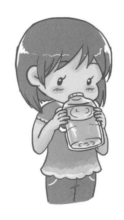

除去以上几点，家长还应注意孩子饮水的温度，尤其是运动之后，孩子体温上升，喝过冷的水会刺激胃肠道，引起胃肠功能紊乱。日常中适当喝些果汁也不错，补充维生素，但不要超过每天饮水量的1/5。

TIPS

从孩子小便判断其饮水量是否足够。一般3岁以下婴幼儿每天尿次为6～8次，正常饮水量下的尿液颜色是无色透明或浅黄色，且尿味较淡，反之则表示缺水。

11 **粗细搭配，改善脾胃状况**

孩子吃饭不香、食欲下降、容易生病，往往让家长担心。其实这些情况的出现与孩子脾胃不调都有关系，如果在饮食中注意粗细搭配，则有助于改善脾胃状况。

所谓细粮，是指经过碾磨、加工后的精制米、面等食物，口感好、易于孩子消化吸收，还能增进食欲，但在加工过程中，会有相当一部分营养流失，长期食用精制食物并不能满足身体所需的多种元素。而粗粮很好地保留下胚芽，其中含有丰富的B族维生素、膳食纤维等多种成分，为身体提供更为丰富的营养。其中膳食纤维还能帮助肠道蠕动，强健脾胃，锻炼孩子咀嚼能力，减轻消化负担。

> 小米有健脾和胃的作用，且小米粥上的"米油"能恢复胃肠消化功能，适合脾胃虚热的宝宝。

> 玉米有健脾利湿、开胃益智的作用，多吃玉米可改善宝宝胃肠功能及有助于智力开发。

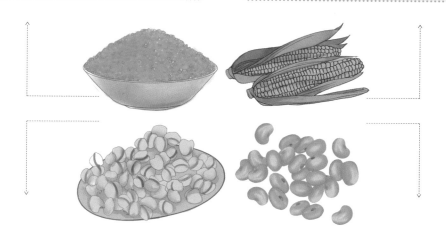

> 薏米有健脾补肺、清热利湿的作用，且易消化。对脾胃受到湿邪侵袭带来的病证有很好的疗效。

> 几乎所有的豆类或豆制品对调养脾胃都有功效。黄豆健脾益气，赤豆健脾补血，都适合宝宝食用。

因此，粗细粮宜混食，适度搭配食用，既能满足孩子的营养需求，还能健脾益胃。家长可以通过蒸、煮等多种方式，将粗粮细做，让孩子易于接受，还不会增强消化负担。

12 细嚼慢咽对脾胃好

很多家长把孩子吃饭时的狼吞虎咽归结为"饿极了"，却看不到这背后隐藏的危险。这不仅加重消化负担，还易损伤脾胃，细嚼慢咽才是孩子正确的进餐方式，家长要多对孩子进行引导。

吃饭太快增加脾胃负担

孩子吃饭快，食物没有被充分咀嚼就咽下，容易损伤消化道黏膜，产生慢性炎症；而且食物团块的体积大，容易导致体内积食，食物难以消化，营养不能被充分吸收，而且加重脾胃负担，减缓肠道蠕动速度，长此以往，孩子容易出现脾胃疾病。

用餐时间至少20分钟

充裕的用餐时间是保障孩子细嚼慢咽的首要条件，但不是边吃边玩来延长用餐时间。从吃饭开始的20分钟后，大脑才会发出吃饱的信号，如果孩子吃得过快，用餐时间不足以等到大脑发出的吃饱信号，只会因为没吃饱而增加进食量，加重脾胃负担，还存在长胖的风险。

每一口饭都要细细咀嚼

食物进入口腔咀嚼的过程也是食物与唾液中的唾液淀粉酶作用的过程，这正是促进消化的"源动力"，被咀嚼成细小颗粒的食物进入胃里，与消化液充分结合，被分解，身体才能从中获得能量和营养。所以家长要引导孩子，每一口饭都要多咀嚼几下再吞咽。

选择小一点的勺子

选择小一点的勺子，吃饭节奏会在无形中慢下来。孩子恰好跟随缓慢的节奏，慢慢进食，而且在小勺子的帮助下，孩子每一口的进食量也不会太多，这样就有充分的时间和空间，既能细细咀嚼食物，也能享受食物的味道，最重要的是养成细嚼慢咽的进餐习惯。

年龄尚小的孩子，正是调养脾胃的时候，但很多孩子都是狼吞虎咽的粗暴进食方式，长此以往，脾胃自然受损伤。因此，健康的饮食习惯才能有助于孩子脾胃健康。

吃饭之前静一静。 吃饭是一件相当耗体力的事，脾胃的消化需要气血的支持，如果饭前活动量大，气血集中于肌肉等部位，脾胃缺乏足够的气血，消化吸收食物的能力也会减弱。同时，体内神经由运动状态迅速切换到进食状态，也容易导致内脏器官紊乱。所以吃饭前要休息一下，让身体回归到平稳状态下再吃东西。

规律进餐时间和进餐量。 定时、适量，让孩子有规律地进餐，不固定的进餐时间，会扰乱消化系统的正常运动，饥一顿、饱一顿，不恰当的进食量，也会让孩子的脾胃健康受损。家长要帮助孩子养成规律的进食习惯，也让孩子的消化系统形成一定的规律，这对保护脾胃十分重要。

吃饭的时候要专心。 一边吃饭一边说话、进餐时看电视或看书、边玩边吃等分散孩子进食精力的做法都有欠妥当，不仅会造成食物不能被充分咀嚼就被下咽，加重孩子胃肠负担，还会让食物中的营养成分难以被身体吸收。长此以往，必然会损伤孩子的消化系统功能，影响脾胃健康。

家长以身作则。 有些孩子挑食、厌食，吃饭狼吞虎咽，往往是在模仿家长。家长要以身作则，不挑食、细嚼慢咽，以自身的良好习惯，在潜移默化中影响孩子，使孩子逐渐养成良好的习惯，丰富饮食，满足身体营养所需，也有利于脾胃健康。

饭后动一动。 饭后就坐着不动，容易造成食物在胃里停滞，难以消化。但也不要刚吃完饭就剧烈活动。建议动作缓和，时间不宜过长，散散步，为肠胃工作提供良好环境，帮助肠道蠕动，促进消化吸收。

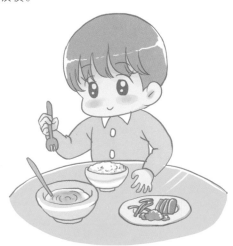

脾胃像是一部发电机，吃进食物经过"运转"化成"能源"供给全身。要想孩子身体健康，就要保证"发电机"的运转正常。家长应该从孩子入口的食物入手，合理膳食，这才是调养脾胃的关键所在。

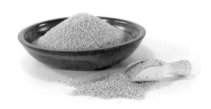

小米

性味： 性凉，味甘。

归经： 归脾、肾经。

健脾养胃原理： 小米有健脾胃、振食欲、促消化之功效，其所含的淀粉易于消化吸收，可帮助人体吸收营养素；常食能养脾、降胃火。

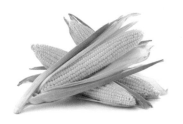

玉米

性味： 性平，味甘。

归经： 归脾、肺经。

健脾养胃原理： 玉米中的维生素B_6、烟酸等成分，有调中健脾的功效，对于脾胃虚弱有一定的食疗作用。

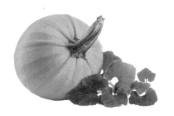

南瓜

性味： 性温，味甘。

归经： 归脾、胃经。

健脾养胃原理： 南瓜中的果胶物质能保护胃黏膜，预防胃溃疡；类胡萝卜素和维生素C，可以健脾，预防胃炎。

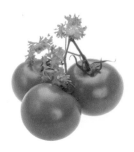

西红柿

性味： 性凉，味甘、酸。

归经： 归胃、肺、肝经。

健脾养胃原理： 西红柿含有苹果酸，可刺激食欲，促进胃酸分泌，起到健胃消食的作用。其所含的胡萝卜素，能维护上皮黏膜组织健康，对胃肠消化道有保护作用。

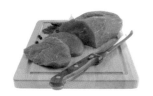

牛肉

性味：性温，味甘。
归经：归脾、胃经。

健脾养胃原理：牛肉能暖中补气、健脾养胃，且蛋白质含量丰富，还能提高机体抗病能力。

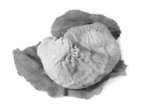

猪肚

性味：性微温，味甘。
归经：归脾、胃经。

健脾养胃原理：猪肚具有健脾胃、通血脉等功效，适合气血虚损、身体瘦弱的孩子食用。

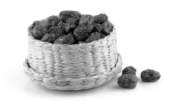

红枣

性味：性温，味甘。
归经：归心、脾、肝经。

健脾养胃原理：红枣味甜，甘味入脾，具有补脾和胃、益气生津、增强免疫力等功效。

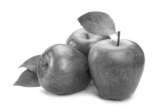

苹果

性味：性平，味甘。
归经：归脾、肺经。

健脾养胃原理：苹果中的膳食纤维对胃肠蠕动有利，还能补中焦之气、促进食物消化、吸收。

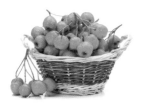

山楂

性味：性微温，味酸、甘。
归经：归脾、胃、肝经。

健脾养胃原理：山楂味酸，能刺激胃黏膜促进胃液分泌，可增进食欲、改善积食情况。

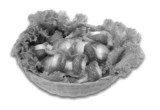

鸡胗

性味：性微温，味辛。
归经：归脾胃、小肠、膀胱经。

健脾养胃原理：鸡胗可改善消化功能，增加胃液的酸度和消化力，减轻腹胀、积食等症状。

榛子小米粥

● **原料**

榛子45克，水发小米100克，水发大米150克。

● **做法**

1 榛子放入杵臼中，研磨成碎末。

2 将榛子末倒入小碟子中，备用。

3 砂锅注水烧开，倒入洗净的大米、小米，搅拌均匀。

4 盖上盖，用小火煮40分钟，至米粒熟透。

5 揭盖，搅拌片刻。

6 关火后盛出煮好的粥，装入碗中。

7 在碗中放入榛子碎末，待粥稍微放凉后即可。

 食疗功效

榛子含有蛋白质、胡萝卜素、维生素 B_2、钙、钾、镁等营养成分，有补脾胃、益气力、明目的功效，对消渴、夜尿频多等症状有缓解作用。

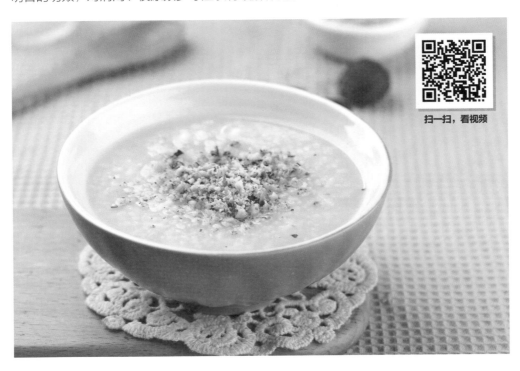

扫一扫，看视频

花生小米糊

● **原料**

花生仁50克，小米85克。

● **调料**

小苏打少许。

● **做法**

1 锅中倒入适量清水，加入小苏打，倒入花生仁。

2 加盖，烧开后煮2分钟至熟，揭盖，捞出花生仁。

3 花生仁放入清水中，去掉红衣，装入碟中，备用。

4 花生仁放入杵臼，压碎，压烂，装入碟中。

5 取榨汁机，选干磨刀座组合，将花生仁磨成末，倒入盘中。

6 汤锅注水烧开，倒入洗好的小米，拌匀。

7 盖上盖，转小火煮30分钟至小米熟烂。

8 揭盖，倒入花生末，拌匀，煮至沸腾，盛出即可。

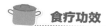 **食疗功效**

花生仁和小米都是养胃的佳品，两者搭配制成米糊，营养更好吸收，可以作为孩子的早餐。

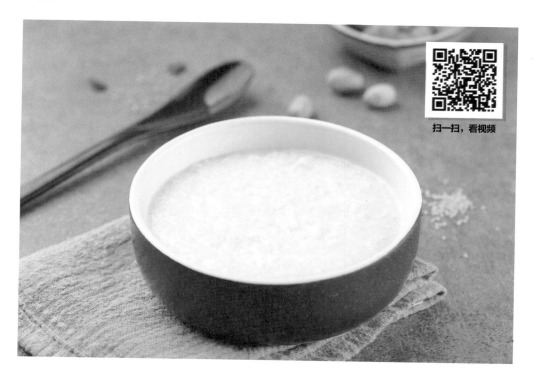

扫一扫，看视频

人参糯米鸡汤

● 原料

鸡腿肉块200克，水发糯米120克，红枣、桂皮各20克，姜片15克，人参片10克。

● 调料

盐3克，鸡粉2克，料酒5毫升。

● 做法

1 锅中注水烧开，倒入鸡腿肉块，淋入少许料酒。

2 大火煮开，焯去血水，捞出鸡腿肉块，沥干待用。

3 砂锅中注水烧开，放入姜片，加入洗净的红枣、桂皮、人参片。

4 倒入鸡腿肉块、洗净的糯米，拌匀。

5 盖上盖，煮沸后用小火煮约40分钟，至食材熟透。

6 揭盖，加入少许盐、鸡粉，转中火拌煮片刻，至汤汁入味。

7 关火后盛出煮好的糯米鸡汤，装入碗中即可。

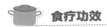 **食疗功效**

糯米含有蛋白质、糖类、钙等营养成分，为温补强壮的食品，具有补中益气、健脾养胃、止虚汗的功效，很适合脾胃不好的孩子食用。

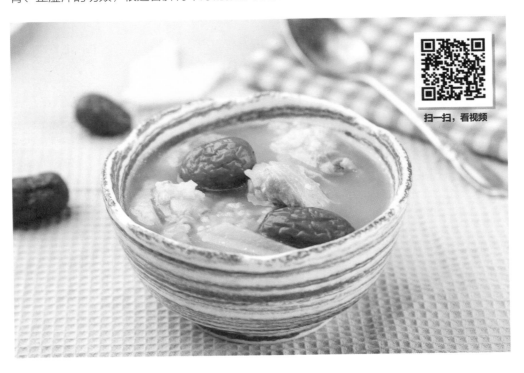

扫一扫，看视频

山药排骨煲

● **原料**

排骨段260克，胡萝卜170克，山药120克，葱条、姜片、葱花各少许。

● **调料**

盐、鸡粉各2克，胡椒粉3克，料酒4毫升。

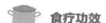 **食疗功效**

　　山药含有淀粉酶、多酚氧化酶、皂苷、黏液蛋白及多种维生素、微量元素，具有助消化、益肺止咳等功效。

● **做法**

1　洗净去皮的山药切厚片；洗好的胡萝卜去皮，切厚块。

2　砂锅注水烧热，倒入焯去血水的排骨段，放入姜片、葱条、料酒。

3　盖上盖，烧开后用小火煲约45分钟。

4　揭盖，倒入胡萝卜块、山药片。

5　盖上盖，用小火煲约20分钟至食材熟透。

6　揭盖，加入盐、鸡粉调味，拣出葱条，关火待用。

7　取一个碗，撒入少许胡椒粉，盛出煲好的排骨汤，撒上葱花即可。

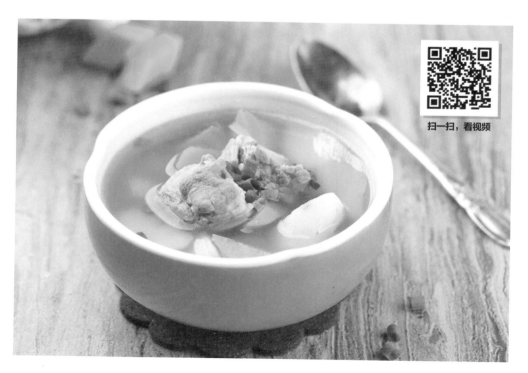

扫一扫，看视频

南瓜泥

● **原料**

南瓜200克

● **做法**

1 洗净去皮的南瓜切成片，取出蒸碗，放入南瓜片，备用。

2 蒸锅上火烧开，放入蒸碗。

3 盖上盖，烧开后用中火蒸15分钟至熟透。

4 揭盖，取出蒸碗，放凉待用。

5 取一个大碗，倒入蒸好的南瓜，压成泥。

6 另取一个小碗，盛入做好的南瓜泥即可。

食疗功效

南瓜含有蛋白质、胡萝卜素、锌、钙、磷等营养成分，具有健脾养胃、保护视力等功效。

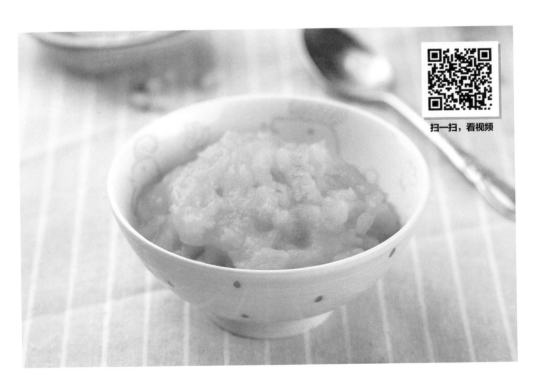

扫一扫，看视频

菠菜芹菜粥

● **原料**

水发大米140克，菠菜60克，芹菜35克

● **做法**

1 洗净的菠菜切小段，洗好的芹菜切丁。

2 砂锅中注入适量清水烧开，放入洗净的大米，搅拌均匀，使其散开。

3 盖上盖，烧开后用小火煮约35分钟，至米粒变软。

4 揭盖，倒入切好的菠菜，拌匀。

5 放入芹菜丁，拌匀，煮至断生。

6 关火后盛出煮好的粥，装在碗中即可。

 食疗功效

菠菜是很好的养胃食材，有补血止血、通肠胃、活血通脉等作用，适合婴幼儿食用。

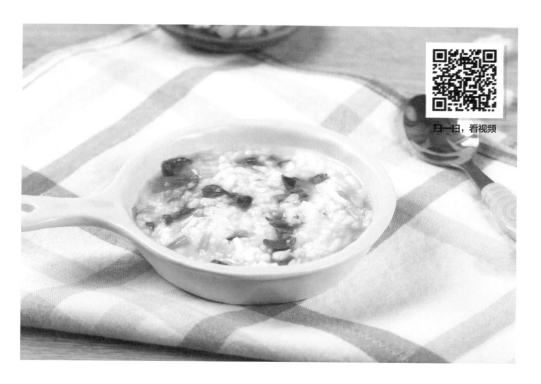

扫一扫，看视频

花生汤

● **原料**

牛奶200毫升，枸杞子10克，水发花生150克。

● **调料**

冰糖46克。

● **做法**

1 花生剥皮，留花生仁。

2 热锅注水煮沸，放入花生仁，搅拌一会儿。

3 盖上盖，转小火焖煮30分钟。

4 待花生仁焖干水分，揭盖，倒入牛奶、冰糖，搅拌均匀，加入枸杞子煮沸。

5 烹制好后，关火，将食材捞起，放入备好的碗中即可。

 食疗功效

花生有促进细胞发育，提高智力、开胃、健脾等作用，制成汤，营养更易被孩子吸收。

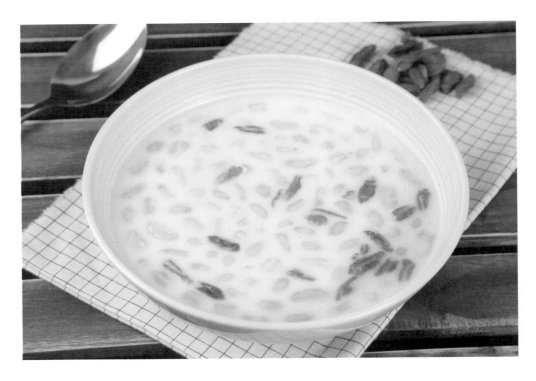

牛肉糊

● **原料**

牛肉35克，水发大米80克。

● **做法**

1 洗净的牛肉切碎，待用。

2 奶锅置于火上，倒入泡发好的大米、牛肉碎，拌匀。

3 注入适量开水，搅拌9分钟至米粒透明，再注入适量开水，煮约9分钟至呈糊状。

4 关火后盛出煮好的牛肉糊，装入碗中，放凉待用。

5 取榨汁机，倒入放凉的牛肉糊，加盖，榨半分钟。

6 断电后，将榨好的牛肉糊过滤到碗中。

7 奶锅置于火上，倒入牛肉糊，加热片刻。

8 关火后盛出煮好的牛肉糊，装入碗中即可。

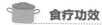 **食疗功效**

　　牛肉是补脾佳品，能暖中补气、健脾养胃。其所含有的锌和优质蛋白质、脂肪等营养成分对于孩子的生长发育也有效用。

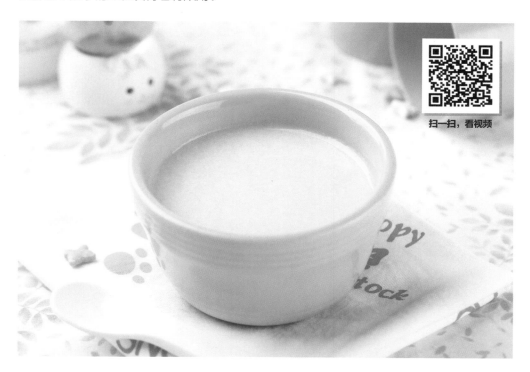

扫一扫，看视频

冰糖百合蒸南瓜

● **原料**

南瓜条130克，百合30克。

● **调料**

冰糖少许。

● **做法**

1 南瓜条装在蒸盘中。

2 放入洗净的鲜百合，放上少许冰糖，待用。

3 准备好电蒸锅，然后放入装好食材的蒸盘，盖上盖，蒸约10分钟，至食材熟透。

4 断电后揭盖，取出蒸盘。

5 待稍微冷却后食用即可。

🍲 **食疗功效**

南瓜含有的消化酶能提高胃内食物代谢的吸收速率，其中的果胶还能保护孩子的胃黏膜，预防胃炎等疾病。

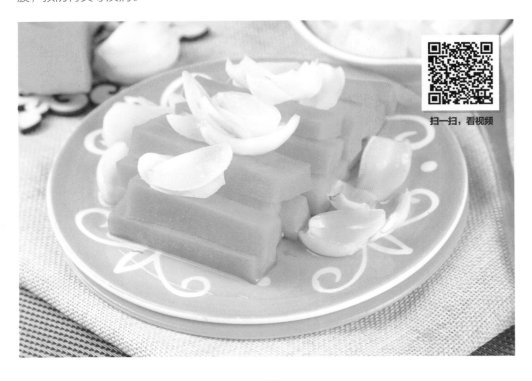

扫一扫，看视频

山药炖苦瓜

● 原料

山药140克，苦瓜120克，姜片、葱段各少许。

● 调料

盐、鸡粉各2克。

● 做法

1 山药切成片，苦瓜切成块，备用。

2 砂锅中注入适量清水烧开。

3 倒入苦瓜块、山药片，撒上姜片、葱段。

4 盖上盖，烧开后用小火煮约30分钟至食材熟软。

5 揭盖，放入适量的盐、鸡粉，搅匀调味。

6 关火后，煮好的菜肴盛出，夹出姜片和葱段，装入碗中即可。

食疗功效

苦瓜有健脾开胃、清热泻火的功效，适用于胃热、便秘者。夏天可以给孩子吃点儿苦瓜，对养胃有益。

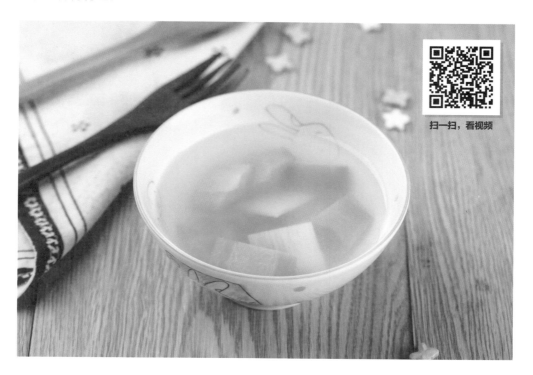

扫一扫，看视频

白果红枣肚条汤

● **原料**

猪肚150克，白果40克，
红枣20克，姜片少许。

● **调料**

盐、鸡粉各2克，黑胡椒
粉、料酒、食用油各适量。

● **做法**

1 洗净的猪肚切条。

2 锅中注水烧开，放入猪肚条，淋入料酒，汆去脏污
和腥味，捞出待用。

3 取电火锅，注入适量清水，加适量食用油，倒入猪
肚条、红枣、姜片和白果，搅拌均匀。

4 盖上盖，大火煮开转小火续炖20分钟至入味。

5 揭盖，加入盐、鸡粉、黑胡椒粉，搅拌调味。

6 盖上盖，稍焖煮片刻至入味。

7 断电，揭盖，汤盛入碗中即可。

 食疗功效

白果和猪肚都是益气养胃的食材，搭配红枣煲汤，不仅营养丰富，而且易于消化和吸
收，经常食用，对养护小儿脾胃有益。

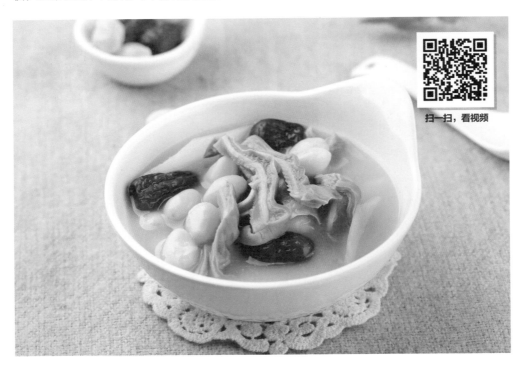

扫一扫，看视频

韭菜炒鸡蛋

● 原料

韭菜120克,鸡蛋2个。

● 调料

盐2克,鸡粉1克,食用油适量。

● 做法

1 洗净的韭菜切成约3厘米长的段。

2 鸡蛋打入碗中,加入少许盐、鸡粉,用筷子朝一个方向搅散。

3 炒锅热油,倒入蛋液,翻炒至熟,盛出备用。

4 油锅烧热,倒入韭菜段,翻炒半分钟,加入盐、鸡粉,炒匀,至韭菜熟透,再倒入炒好的鸡蛋,翻炒均匀。

5 炒好的韭菜鸡蛋盛入盘中即可。

 食疗功效

韭菜含有挥发性精油及硫化物等特殊成分,能散发出一种独特的辛香味,有助于疏肝理气、增强人体的消化功能。

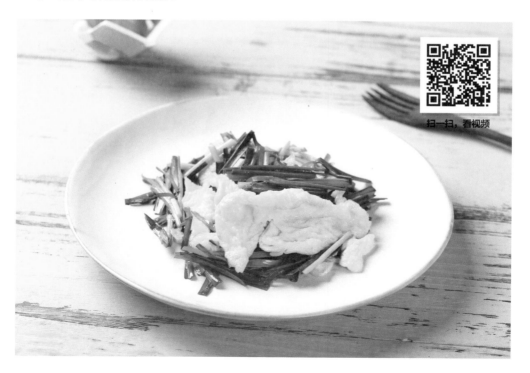

扫一扫,看视频

红枣煲猪心

● 原料

红枣15克，猪心300克，红椒丝、葱丝、姜丝各少许。

● 调料

盐3克，料酒8毫升。

● 做法

1 洗净的红枣切开，去核，备用。
2 锅中注水烧开，倒入猪心，淋入料酒，汆去血水，捞出汆好的猪心，沥干水分，装入盘中。
3 红枣放入猪心里，用绳子将猪心捆好，待用。
4 砂锅注水烧热，放入猪心，倒入姜丝、料酒。
5 盖上盖，烧开后转小火煮1小时。
6 揭盖，放入盐，搅匀调味。
7 盖上盖，续煮10分钟至食材入味；揭盖，撒上葱丝。
8 关火后，将猪心捞入碗中，去除绳子，再放上葱丝、红椒丝装饰即可。

食疗功效

红枣益气补血，猪心健脾养胃，两者搭配，不仅营养丰富，而且特别适合气血虚弱、肠胃功能不好的儿童食用。

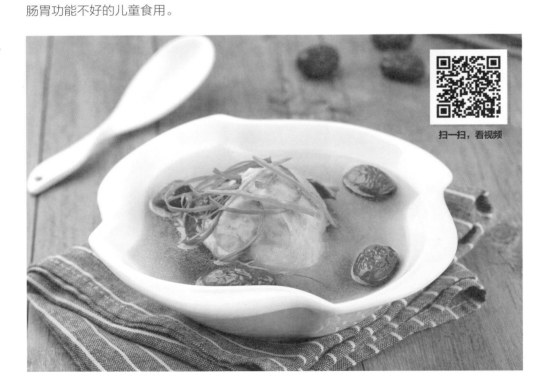

扫一扫，看视频

南瓜西红柿面疙瘩

● 原料

南瓜75克，西红柿80克，面粉120克，茴香叶末少许。

● 调料

盐2克，鸡粉1克，食用油适量。

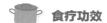 **食疗功效**

● 做法

1　洗净的西红柿切小瓣，洗净去皮的南瓜切成片。

2　面粉装入碗中，加盐，分次注入清水，搅拌均匀，倒入食用油，拌匀，至其成稀糊状。

3　砂锅中注水烧开，加盐、食用油、鸡粉，倒入南瓜片，搅拌均匀，盖上盖，煮至其断生。

4　揭盖，倒入西红柿块，拌匀，再盖上盖，烧开后用小火煮约5分钟。

5　揭盖，倒入面糊，搅匀、打散，至面糊呈疙瘩状，拌煮至浓稠。

6　盛出煮好的面疙瘩，点缀上茴香叶末即可。

　　西红柿可健胃消食、生津止渴、清热解毒，搭配养胃的南瓜一起烹饪，适合脾胃虚弱的孩子食用。

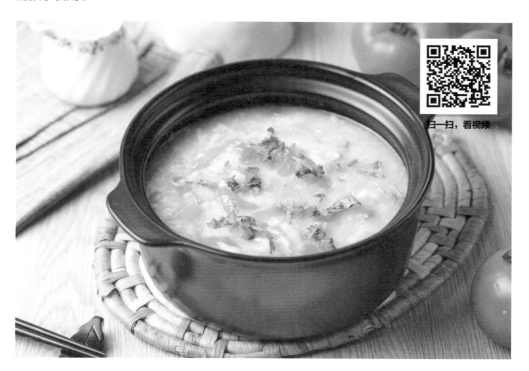

扫一扫，看视频

燕麦苹果豆浆

● 原料

水发燕麦25克，苹果35克，水发黄豆50克。

● 做法

1 洗净去皮的苹果去核，切成小块。

2 已浸泡8小时的黄豆倒入碗中，放入泡发好的燕麦，加入适量清水，用手搓洗干净，再将洗好的食材倒入滤网中，沥干水分。

3 苹果块倒入豆浆机中，放入洗好的食材，注入适量清水，至水位线即可。

4 盖上豆浆机机头，开始打浆。

5 待豆浆机运转约20分钟，即成豆浆，倒入滤网中，滤取豆浆，倒入杯中，用汤匙撇去浮沫即可。

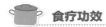 食疗功效

苹果含有维生素C、苹果酸、铜、碘等营养成分，适量食用，可以生津止渴、健胃消食。

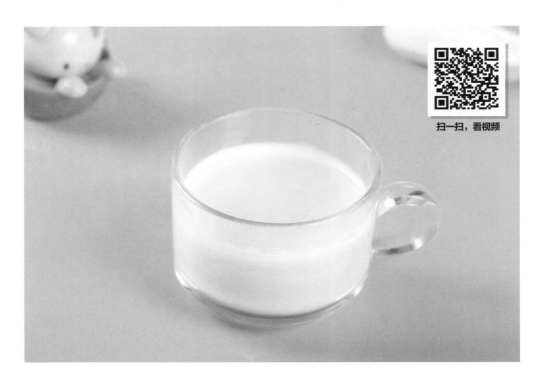

扫一扫，看视频

黄芪鲈鱼

● **原料**

鲈鱼1条，水发木耳45克，黄芪15克，姜片25克，葱花少许。

● **调料**

盐3克，鸡粉2克，胡椒粉少许，料酒10毫升，食用油适量。

 食疗功效

黄芪性微温，味甘，归脾、肺经，对脾胃虚弱、中气不足所致的体虚、食欲不振、面黄气短等症有较好的食疗功效。

● **做法**

1 洗好的木耳切小块，备用。

2 砂锅中注水，放入黄芪。盖上盖，烧开后用小火炖15分钟，至其析出有效成分，备用。

3 用油起锅，倒入姜片，放入处理干净的鲈鱼，两面煎至金黄色。淋入料酒，加入适量清水，倒入砂锅中的药汁，放入木耳。

4 盖上盖，用小火煮15分钟，至食材熟透。

5 揭盖，放入少许盐、鸡粉、胡椒粉，搅匀，略煮，至食材入味。

6 盛出煮好的食材，装入盘中，放入葱花即可。

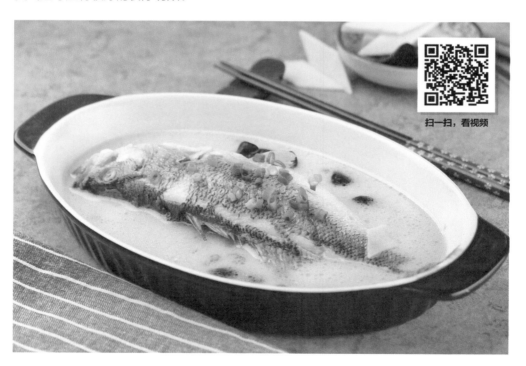

扫一扫，看视频

苹果土豆粥

● 原料

水发大米130克，土豆40克，苹果肉65克。

● 做法

1 洗好的苹果肉切丁；洗净去皮的土豆切碎，备用。

2 砂锅中注入适量清水烧开，倒入洗净的大米，搅匀。

3 盖上盖，烧开后转小火煮约40分钟，至米粒熟软。

4 揭盖，倒入土豆碎，拌匀，煮至断生，再放入苹果丁，拌匀，煮至散出香味。

5 关火后盛入碗中即可。

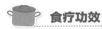 食疗功效

土豆有和胃、健脾、益气的功效，可以预防和治疗多种疾病，适合脾胃虚弱的孩子食用。

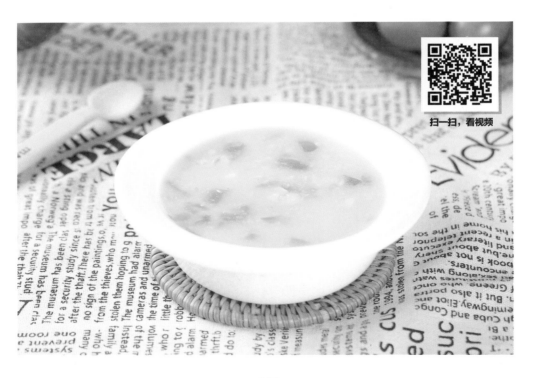

扫一扫，看视频

山药苹果汁

● **原料**

苹果100克，去皮山药80克，生姜40克。

● **做法**

1 洗净的苹果切小块，山药切丁，生姜切成片。
2 取榨汁杯，倒入苹果块、山药丁、生姜片，注入适量的清水。
3 盖上盖，榨汁杯安装在机座上，开始榨汁。
4 待时间到，揭盖，蔬果汁倒入杯中即可。

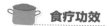 **食疗功效**

山药含有 B 族维生素、维生素 C、淀粉及钙、磷、铁等营养成分，具有健脾胃、益肾气、帮助消化与吸收的功效。

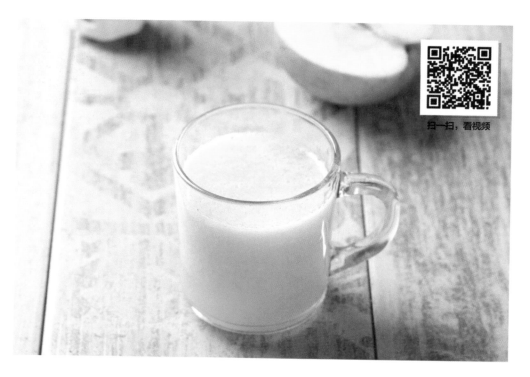

扫一扫，看视频

菠菜米汤

● **原料**

米浆300毫升，菠菜段80克。

● **做法**

1 锅中注水烧开，倒入洗净的菠菜段，拌匀。

2 焯一会儿至断生。

3 捞出菠菜段，沥干水分，装盘备用。

4 趁热将锅内的汁液盛入米浆中，搅拌均匀。

5 待凉即可饮用。

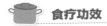 **食疗功效**

　　菠菜含有叶绿素、膳食纤维、维生素K、铁等营养物质，具有补血、润肠通便等作用，可缓解小儿脾虚便秘。

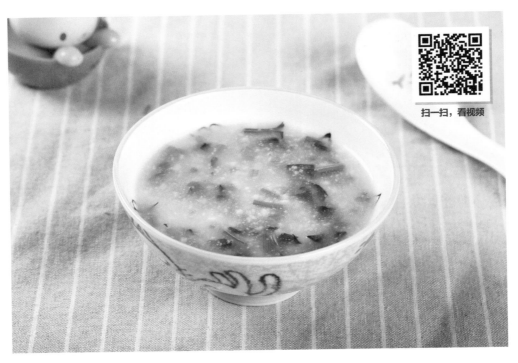

扫一扫，看视频

山药杏仁糊

● **原料**

山药180克，小米饭170克，杏仁30克。

● **调料**

白醋少许。

● **做法**

1 去皮洗净的山药切成丁。

2 锅中注水烧开，倒入山药丁、白醋，拌匀。

3 煮2分钟至熟透，煮熟的山药捞出装盘。

4 取榨汁机，选搅拌刀座组合，山药倒入榨汁机杯中。

5 加入小米饭、杏仁，倒入适量清水。

6 盖上盖，选择"搅拌"功能，榨成糊，装碗备用。

7 山药杏仁糊倒入汤锅中，拌匀，小火煮约1分钟。

8 揭盖，盛出煮好的山药杏仁糊，装入碗中即可。

🍲 **食疗功效**

　　山药有健脾补肺、益胃补肾的作用，可用于辅助治疗小儿脾胃虚弱、饮食减少、食欲不振等症。

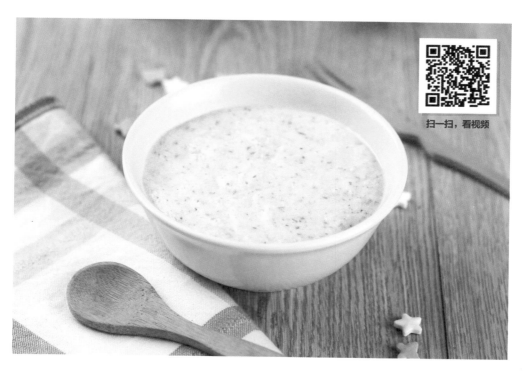

扫一扫，看视频

三 注重脾胃，生活起居多关怀

脾胃的健康状况和孩子的身体状况密切相关，不只是饮食，日常生活中的细节与生活习惯也间接地影响着孩子的脾胃。要想孩子拥有好脾胃，还要照顾好孩子的生活起居。

 ## 1 防寒保暖，不让腹部受凉

孩子的脾胃本就娇弱敏感，日常起居稍有不当都会有身体不适表现出来。腹部受凉就是其中一种。天气变化没有及时增减衣物，或者孩子吃了太凉的冷饮，很容易出现腹痛，对脾胃造成损伤。

脾胃消化食物需要消化酶，当寒气侵袭人体，在体内聚集，很容易导致气血运行不畅，消化酶活力降低，脾胃动力减弱，而且脾胃受到寒气刺激，加剧收缩，腹泻、腹痛等肠胃疾病也会产生。因此，要想孩子脾胃健康，就要注意防寒保暖，不让孩子的腹部受凉。家长不妨从以下几方面入手，保证孩子腹部温暖，舒畅脾胃气血，起到调养脾胃的功效。

◆注意天气变化，及时为孩子增减衣物，尤其是注重孩子的腹部保暖，以防寒风吹进，外套要保暖轻便。

◆孩子休息或睡觉时，要盖好被子，即使是夏天也要用薄毯（或薄被单）盖在肚子上，避免腹部着凉，引发不适。

◆不受外邪侵袭的同时还要注意饮食，少食冷饮冰冻食物，以免刺激消化道，对脾胃造成伤害。

◆如果孩子不慎着凉，家长可以给孩子喝一些热水或红糖水，用暖水袋暖肚子等，但要把握好温度，以免烫伤。

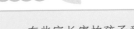 TIPS

有些家长害怕孩子受凉，会经常给孩子使用电热毯或者贴上暖宝宝。其实长时间使用电热毯，会降低孩子的抗寒力，免疫力也会下降。使用暖宝宝贴时，一定不要直接接触孩子的皮肤，也不要长时间使用。

2 饭后不宜久坐、久卧

众所周知，饭后不能剧烈活动，但好动又是孩子的天性，于是有些家长为了阻止孩子在饭后蹦蹦跳跳剧烈活动，就让其久坐甚至哄睡。其实这些做法对孩子的肠胃极为不利，还会损害脾胃健康。

食物消化所需要的时间远比孩子的进餐时间多，而饭后久坐或者久卧，身体处于相对单一的姿势，肠胃蠕动减缓，会使食物在肠胃里停留的时间过长，影响胃肠的正常消化功能。此外，为了促进食物的消化吸收，胃肠的血流量会增加，但身体内的血流量较为固定，脑部供血量被剥夺，容易出现脑供血不足。而且睡眠状态下机体大部分器官进入代谢缓慢的"修整"状态，但胃肠一直处于"紧张工作"中，长此以往，很容易造成孩子消化功能的紊乱和营养吸收不良，对孩子的脾胃损伤也不容小觑。因此，饭后适当休息后，可进行舒缓的运动，以帮助肠胃蠕动，促进食物消化。睡觉也以应与进餐有一定的时间间隔，以免引起身体不适。

3 早睡早起，规律生活

早睡早起不但对孩子的身体发育有好处，而且对孩子的脾胃健康也十分有利。充足的睡眠可以让脾胃和脏腑在休息中得到调整。很多家长都苦恼于"猫头鹰"宝宝，早睡成了一大难题。

◆ 家长做好示范，言传不如身教。尽可能以身作则，培养孩子的生活节律，固定的就寝时间，充足的睡眠时间，教导孩子早睡不赖床。

◆ 营造良好的睡眠环境，为孩子洗个温水澡，充分放松身体；为孩子准备好柔软舒适的床褥，并将室内灯光调暗，让孩子容易入睡。

◆ 让孩子养成早睡的习惯，但睡眠时间太长反而会让孩子越睡越困，早睡早起，科学作息，让孩子规律生活。

◆ 为孩子安排一些安静、有趣的睡前活动，例如温和的谈话或者讲睡前故事等，帮助孩子进入梦乡。

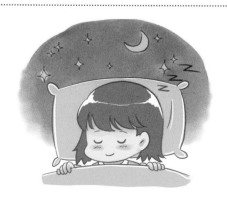

四 脾胃安康，运动健身不可少

有研究表明，经常运动的孩子抵抗力会强一些，对于食物的消化吸收也更好一些，这是因为适当的运动能使体内气血畅通而不易生病。调和孩子脾胃时，也应该遵循此道理，孩子动起来，脾胃更健康。

1 让宝宝多爬

有些妈妈会经常拿"宝宝还没爬就学会走"这件事来炫耀，其实这并不是宝宝长得快、长得好的表现。爬行是宝宝婴儿期体能发育的重要过程，如果错过了，对宝宝日后的成长和脾胃功能都有很多的影响。

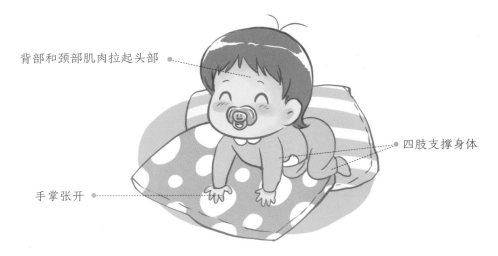

背部和颈部肌肉拉起头部

四肢支撑身体

手掌张开

爬行可以让宝宝的颈部、脊椎及胸腹部、四肢的力量得到锻炼，对宝宝的肢体协调性和肌肉力量有很重要的作用。宝宝爬得多，学会走路后，走得越稳；宝宝运动多，自然胃口好，消化吸收好，脾胃就会更健康。

当宝宝出现肚子贴地、手抬起伸缩的动作时，就表示宝宝想爬了，这时家长要帮助宝宝进行爬行训练。先让宝宝俯卧，双臂曲肘，然后家长做好示范动作，引导宝宝向前爬，也可以借助玩具，吸引宝宝的注意力，引起其爬行的兴趣。如果宝宝的腹部还不能离开床面，可以借助毛巾，兜起宝宝的腹部，帮助其进行爬行训练。将周围的危险物品，如插线板、热水壶、玻璃杯等移开，保证训练场地干净卫生，以免宝宝受到细菌感染。

2 经常帮孩子活动脚趾

　　孩子脾胃虚弱，经常有小病痛侵袭，此时的家长心疼、着急，恨不得将孩子的不适转移到自己身上，爱子心切可以理解，但更要学会如何预防脾胃疾病。其实，经常帮助孩子活动脚趾，就可以起到很好的强健脾胃效果。

　　有医书记载，脾经"起于足大趾末端"，而胃经的三条支脉则分别"入中趾内间""入中趾外间""入大趾间"，这也就说明，脾胃二经的循行路线都经过脚趾，经常活动孩子的脚趾，可以疏通脾胃二经，增强脾胃功能。

> 活动脚趾也有一定的方法可循，较为常见且效果较好的方法有以下几种，家长可以试一试。

◆按摩脚趾，通常在晚上孩子洗脚后进行，家长帮助其按摩脚趾。每日1次，每次10分钟左右为宜。

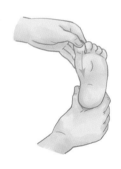

方法1：从脚趾尖向脚掌的方向进行按摩，适合脾胃虚弱、腹泻的孩子。

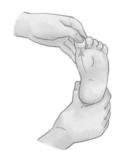

方法2：从脚掌向脚趾尖的方向按摩，可增强胃动力，清胃火，适合消化不良、口臭及便秘的孩子。

◆用脚抓地或抓鞋底，年龄稍大的孩子可独立完成，每日2~3次，每次5分钟。建议孩子光脚或穿柔软的平底鞋，充分活动脚趾，这样才不容易误伤脚趾。

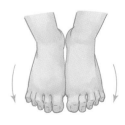

方法：孩子保持站立或坐姿，双脚放平，脚掌紧贴地面，用脚趾抓地或抓鞋底。

◆脚趾取物，所夹东西是圆滑没有棱角或尖刺，纽扣、笔帽等较为合适，以免伤到孩子脚趾，不固定时间限制，重在坚持。

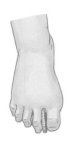

方法：孩子保持坐姿，将第1、2脚趾尽量分开，夹取东西，强健脾胃。

3 **摩腹能健脾开胃**

众所周知，人体的五脏六腑都在腹部，且脾胃二经也都通过腹部，如果腹部不舒服，孩子本就娇嫩的脾胃也会连同遭殃，所以经常给孩子摩腹，对疏通经络、强健脾胃很有帮助。

摩腹不是随意按摩，方法很重要。只有家长掌握按摩要领，摩腹才有效果，具体的方法如下：

揉摸全腹。具有健脾和胃、理气消食的作用，可缓解小儿疳积、厌食、腹泻、腹痛、呕吐、腹胀、便秘等症。

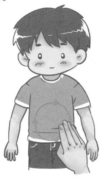

方法：孩子平卧，家长搓热双手，用手掌掌面或食、中、无名指指腹，以前臂带动腕关节，在孩子的全腹做顺时针环形摩动，从上至下，从左到右，力度适中，频率控制每分钟在 18 ～ 25 次，每日 1 ～ 2 次，每次 15 ～ 20 分钟。

分推腹阴阳。能强健脾胃、促进消化，主治小儿腹痛、腹胀、消化不良、恶心、呕吐等症。

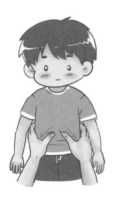

方法：孩子平躺，家长用双手拇指的桡侧缘，自孩子的中脘穴向两旁斜下方即肋弓边缘分推，每次推 5 ～ 10 分钟，以孩子感到舒适、温热为宜。

 TIPS

摩腹最好在两餐之间进行，出现肠鸣音、排气等属正常反应。一般顺时针方向多为泻法，适宜小儿便秘等；逆时针多为补法，宜治疗小儿腹泻。若孩子出现消化道出血、腹部皮肤化脓等症状，不适宜摩腹。

4 多带孩子散散步

食欲不振、饭后肚胀、不消化等脾胃不和的症状，总困扰着孩子。若经常吃药会有害身体健康，家长不妨试试带孩子多散散步，增强脾胃功能，促进消化。

饭后散步，可以带动脏器和肢体运动，消化功能会得到提升，食物也会被充分吸收、利用。但不是吃完饭立刻就去散步，要休息一段时间再进行。散步时，配合按摩，效果会更好。

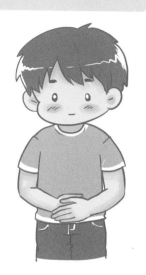

孩子双手重叠，放于腹部，每走1步就用双手旋转按摩腹部1周，正反方向交替进行，散步速度保持在每分钟20～50步，每次散步时间在15～20分钟，坚持练习，孩子的脾胃功能会有很大改善。

5 和孩子做腹式呼吸训练

除去活动脚趾、摩腹和散步，练习腹式呼吸也能帮助孩子调和脾胃。在空气清新的早晨，和孩子一起进行练习，不仅能享受温馨的亲子时光，还能在潜移默化中帮助孩子锻炼脾胃，远离身体不适。

随着深长的腹式呼吸，将腹部凸出或回缩，增加腹部运动，促进气血流通，改善腹部脏器的功能，包括消化系统、内分泌系统等。同时还能加快肠蠕动，增强脾胃功能，孩子脾胃不适的症状自然得到缓解。

腹式呼吸的方法讲究，站立或者坐姿，全身放松，用鼻子深长而缓慢地吸气，嘴巴闭紧，胸部不动，同时将腹部慢慢鼓起；呼气时，气流从嘴里长长地呼出，最大限度地向内收缩腹部，胸部保持不动；控制好呼吸的频率，通常一呼一吸的时间在15秒左右，练习时间可由短到长，循序渐进，坚持练习，孩子的脾胃问题可得到较为明显的改善。

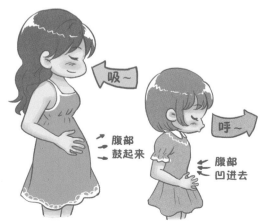

吸～

呼～

腹部
鼓起来

腹部
凹进去

经络遍布身体的各处，且经络上分布着诸多穴位，看似平常却有大作用。按摩脾胃相对的经络和穴位，对增强孩子脾胃功能，提高身体免疫力有显著的效果。因此，家长有必要掌握一些经络按摩的保健方法。

 1 父母需要掌握的简单找穴法

在给孩子进行按摩理疗之前，找穴位是重要的步骤之一，要想效果显著，就要找准穴位的位置。家长不妨参照以下方法，掌握简单的找穴方法。

✳ **手指度量法**

"手指同身寸取穴法"是幼儿按摩中较为简便、常用的取穴方法。找孩子身上的穴位时，要以孩子自身的手指作为参照物，切勿用大人的手指去测量。

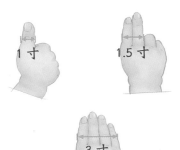

▲ 1寸：大拇指指幅横宽。

▲ 1.5寸：食指和中指二指指幅横宽。

▲ 3寸：食指、中指、无名指和小指四指指幅横宽。

✳ **体表标志法**

可分为固定标志和活动标志两类。固定标志是指，利用五官、毛发、骨节凸起、肌肉隆起等部位作为取穴标志。如印堂位于两眉中间，膻中位于两乳中间等。活动标志是指利用关节、肌肉、皮肤，随活动而出现的空隙、凹陷、皱纹等作为取穴标志。这是需要做出相应的动作姿势才能显现的标志，如张口取耳屏前凹陷处即为听宫穴，取阳溪穴时应将拇指跷起。

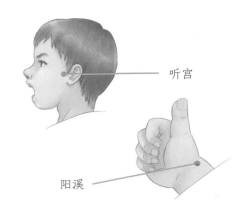

听宫

阳溪

✳ 简便定位法

简便定位法是临床中一种简便易行的俞穴定位方法。如两手虎口自然平直交叉，在食指端到达处为列缺穴；垂肩屈肘时可取章门穴；两耳尖连线的中点处为百会穴等。此法是一种辅助取穴方法。

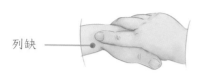

列缺

章门

✳ 骨度分寸法

此法始见于《灵枢·骨度篇》，它是对人体的各部位分别规定其折算长度，作为量取俞穴的标准。如前后发际间为12寸；两乳头之间为8寸；胸骨体下缘至脐中为8寸；脐孔至耻骨联合上缘为5寸；肩胛骨内缘至背正中线为3寸；腋前（后）横纹至肘横纹为9寸；肘横纹至腕横纹为12寸；股骨大粗隆（大转子）至膝中为19寸；膝中至外踝尖为16寸；胫骨内侧髁下缘至内踝尖为13寸。

骨度分寸定位表

部位	起止点	折量寸
头部	前发际到后发际	12寸
	耳后两乳突之间	9寸
	眉心到前发际	3寸
胸腹部	天突到剑突处	9寸
	剑突到肚脐	8寸
	脐中到耻骨联合部	5寸
	两乳头之间	8寸
侧身部	腋窝下到季肋	12寸
	季肋下到髀枢	9寸
上肢部	腋前横纹到肘横纹	9寸
	肘横纹到腕横纹	12寸
下肢部	耻骨联合处到股骨下端内侧踝	18寸
	胫骨内侧髁下端到内踝尖	13寸
	髀枢到膝中	19寸
	膝中至外踝尖	16寸

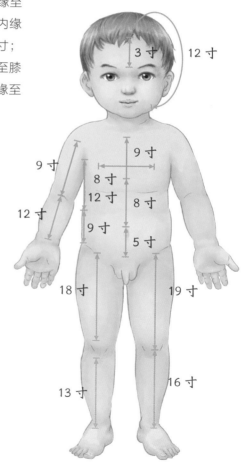

2 给孩子按摩的基础手法

孩子经络按摩的手法有多种，有些操作手法又可分为几个小手法，运用每一种手法操作的时间和力度等都有区别。一般来说主要有以下几种操作手法，家长赶快来学习一下吧。

✳ 推法

推法是指用拇指或食、中二指指面沿同一方向运动，可分为直推法、旋推法、分推法、合推法四种。直推法：用拇指（或食、中二指）在穴位上做直线推动；分推法：用两手拇指桡侧或罗纹面，自穴位中间向两旁作分向推动；合推法：以两拇指罗纹面自穴两旁向穴中推动合拢；旋推法：以拇指罗纹面在穴位上做顺时针方向旋转推动。

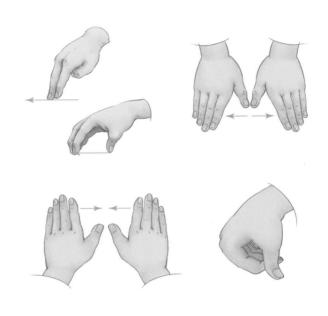

✳ 揉法

揉法是指以中指或拇指指端，或大鱼际，或掌根，吸定于一定部位或穴位上，做顺时针或逆时针方向旋转揉动，可分为中指揉法、拇指揉法、大鱼际揉法、掌根揉法四种。操作时压力轻柔而均匀，手指不要离开接触的皮肤，使该处的皮下组织随手指的揉动而滑动，不要在皮肤上摩擦，频率为每分钟200～300次。

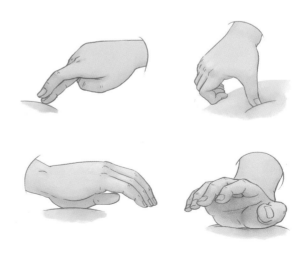

✳ 运法

运法是指以拇指或中指指端在一定穴位上，由此往彼做弧形或环形推动。此法宜轻不宜重，宜缓不宜急，要在体表旋绕摩擦推动，不带动深层肌肉组织，频率为每分钟80～120次。

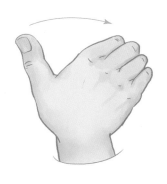

✳ 摩法

摩法是指用食指、中指、无名指罗纹面或手掌面附着于一定部位或穴位上，以腕关节连同前臂做顺时针或逆时针方向环形移动摩擦，可分为指摩法和掌摩法。操作时手法要轻柔，速度均匀协调，压力大小适当，频率为每分钟120～160次。

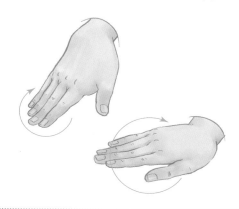

✳ 掐法

掐法是指用指甲着力重按穴位。这是强刺激手法之一。掐时要逐渐用力，达深透为止，注意不要掐破皮肤。掐后轻揉局部，以缓解不适之感，故临床上常与揉法配合应用。

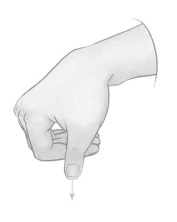

✳ 拿法

拿法是指用拇指和食、中两指，或用拇指和其余四指作相对用力，在一定的部位和穴位上进行节律性的捏提。操作时，用劲要由轻而重，不可突然用力，动作要缓和而有连贯性。

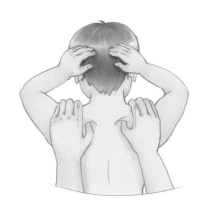

3 给孩子按摩的基本要求

要想缓解孩子的脾胃不适，不仅要了解脾胃的对应经络与穴位，知晓基本的按摩手法，还需要注意具体按摩操作中的基本要求，以免增加孩子的不适感。

✳ 按顺序

孩子按摩疗法应按一定顺序进行，一般先头部，次上肢，再胸腹、腰背，最后下肢。

按摩前，家长的双手宜先洗净，剪短指甲，戒指要拿下，避免划伤孩子。同时，在孩子的身上涂抹一些润肤露，可避免损伤孩子较柔嫩的肌肤。

按摩中，让孩子尽量采取最舒适的姿势，可减少因不良的姿势所引起的酸麻反应。按摩的力道宜平稳，不应忽快忽慢。

按摩后，可让孩子喝200毫升的温开水，可促进新陈代谢，有排毒的疗效。另外，给孩子按摩后，家长不可立刻用冷水给孩子洗手洗脚，一定要用温水将孩子手脚洗净，且双脚要注意保暖。

✳ 按时间

孩子按摩疗法的时间应根据各种因素决定，如宝宝年龄大小、体质强弱、疾病急缓、病情轻重等。

✳ 按摩次数

按摩次数因病而异，通常每日1次，高热等急性热病可每日2次，慢性病可隔日1次。每次10～15分钟，一般不超过20分钟。

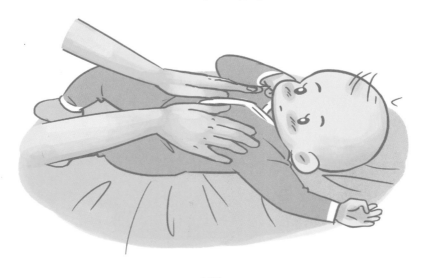

4 给孩子艾灸的基本手法

艾灸疗法也是中医理疗的方法之一，既可治疗寒证，也对热证有疗效。用艾灸条或艾灸柱施灸于相应穴位，对小儿脾胃调养也有显著效果，基本的艾灸手法如下：

✳ 艾炷灸

将艾炷直接或间接置于穴位上施灸的方法。一般而言，用于直接灸时，艾炷要小些；用于间接灸时，艾炷可大些。下面为大家分别详细介绍。

▼ 直接灸

即把艾炷直接放在皮肤上施灸，以达到防治疾病的目的。施灸时多用中、小艾炷。可在施灸穴位的皮肤上涂少许石蜡油或其他油剂，使艾炷易于固定，然后将艾炷直接放在穴位上，用火点燃尖端。

▼ 间接灸

即在艾炷与皮肤之间垫上某种药物而施灸，具有艾灸与药物的双重作用，加之本法火力温和，患者易于接受，故广泛应用于各科疾病。间接灸根据其衬隔物品的不同，又分为不同灸法。

✳ 艾条灸

将艾条点燃后在穴位或病变部位进行熏灸的方法，称为艾条灸，又称艾卷灸法。根据艾条灸的操作方法，分温和灸、雀啄灸和回旋灸三种。下面为大家分别介绍。

▼ 温和灸

施灸者手持点燃的艾条，对准施灸部位，在距皮肤3厘米左右的高度进行固定熏灸，使施灸部位温热而不灼痛，一般每处需灸5分钟左右。施灸者可将另一只手的食、中两指分置于施灸部位两侧，通过施灸者的手指感觉局部皮肤的受热程度，以便调节施灸距离，防止烫伤。

▼ 雀啄灸

施灸者手持点燃的艾条，在施灸穴位皮肤的上方约3厘米处，如鸟雀啄食一样做一上一下的活动熏灸，而不固定于一定的高度，一般每处熏灸3~5分钟。注意向下活动时，不可使艾条触及皮肤，及时掸除烧完的灰烬，艾条移动速度不要过快或过慢。

▼ 回旋灸

施灸者手持燃着的艾条，在施灸部位的上方约3厘米左右高度，根据病变部位的形状做速度适宜的左右往复移动或反复旋转熏灸，使局部3厘米范围内的皮肤温热而不灼痛。

脾经 / 健脾养胃治积食

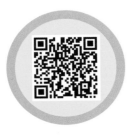

穴位定位

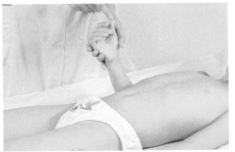

位于拇指桡侧缘或者拇指末节罗纹面。

脾经功用

健脾和胃，补益气血，清热利湿，化痰止呕。

临床应用

补脾经用于脾胃虚弱所致食欲不振、消化不良等身体不适。清脾经可清热利湿、化痰止呕，用于湿热熏蒸所致的恶心、呕吐、腹泻等症。

理疗方法

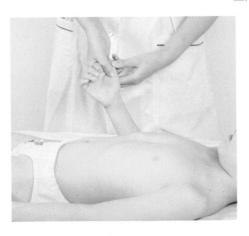

按摩疗法： 补脾经。旋推或将宝宝拇指屈曲，循拇指侧边缘，由指尖向掌根方向直推。常规推拿200次/分钟，每次5分钟。

按摩疗法： 泻脾经。将宝宝拇指伸直，自指根向指尖方向直推，也称为清脾经。常规推拿200~300次。

主治疾病

高热抽搐、伤乳食、腹胀、呕吐、嗳气、少食、多睡、昏迷、气喘。脾虚泄泻、消化不良、不思饮食、恶心呕吐、腹泻、痢疾等均宜用补法推之。

胃经 / 和胃降逆泻胃火

—————— 胃经功用 ——————

补胃经可和胃降逆、增强食欲；清胃经可清泻胃火、消食除胀。

—————— 临床应用 ——————

常与脾经、天柱、板门合用，治疗呕吐、恶心；与大肠经、六腑、天枢合用，可治疗胃肠实热所致的脘腹胀满等症。

—————— 穴位定位 ——————

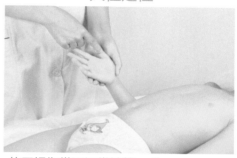

位于拇指掌面近掌端第一节。

—————————— 理疗方法 ——————————

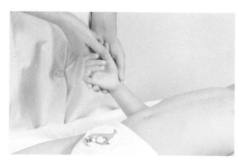

按摩疗法： 补胃经。一只手托住孩子手掌，用另一只手拇指罗纹面顺时针旋转推动孩子近掌端第一节。常规推拿5分钟。

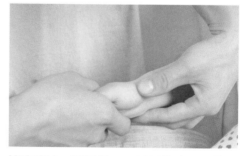

按摩疗法： 清胃经。一手托住孩子手掌，用另一手拇指自孩子掌根推至拇指根部，推100~500次。

主治疾病

呕吐、嗳气、烦渴善饥、消化不良、食欲不振、吐血等病症。

膻中穴 / 理气止痛，生津增液

──────── 穴位定位 ────────

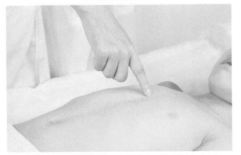

位于胸前正中线上，两乳头连线的中点。

──────── 膻中功用 ────────

具有理气止痛、生津增液的作用。

──────── 临床应用 ────────

常与中脘穴、气海穴配伍治疗呕吐反胃；与肺俞穴、丰隆穴、内关穴配伍治疗咳嗽痰喘。多用于心肺病变，尤宜于心肺气虚之证。

──────── 理疗方法 ────────

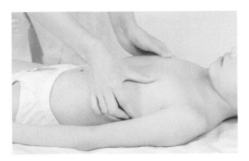

按摩疗法：用双手拇指指腹从膻中穴向两边分推至乳头处30~50次，力度适中，不宜过重，以局部皮肤潮红发热为度。

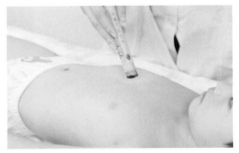

艾灸疗法：点燃艾条一端，对准膻中穴，用雀啄法施灸，每次灸治5~10分钟，以无灼痛感、皮肤潮红为度。

主治疾病

胸闷、气短、咳嗽、支气管哮喘、心痛、心悸、心烦等病症。

天枢穴 / 消食导滞

---------- 天枢功用 ----------

具有消食导滞、祛风止痛的作用。

---------- 临床应用 ----------

以治疗肠胃疾病为主，大量实验和临床验证，按摩或艾灸天枢穴对于改善肠腑功能、消除或减轻肠道功能失常而导致的各种证候具有显著的功效。

---------- 穴位定位 ----------

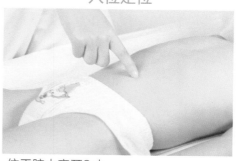

位于脐中旁开2寸。

---------- 理疗方法 ----------

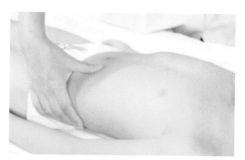

按摩疗法： 将拇指指腹按压在天枢穴上，以顺时针方向稍用力揉按80～100次，以局部皮肤潮红、温热舒适为宜。

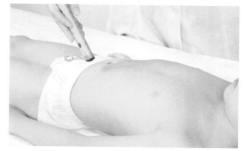

艾灸疗法： 点燃艾条一端，在距天枢穴约3厘米处施灸，常规灸治10～15分钟，热力要能够深入体内，直达病灶。

主治疾病

腹痛、痢疾、便秘、食积不化等胃肠疾病。

关元穴 / 培补元气，泄浊通淋

———— 穴位定位 ————

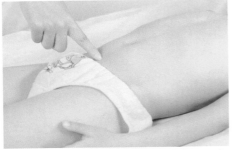

位于下腹部，前正中线上，当脐中下3寸。

———— 关元功用 ————

具有培补元气、导赤通淋的作用。

———— 临床应用 ————

　　小肠之气结聚此穴并经此穴输转至皮部，具有补益下焦之功。常配伍大肠俞、曲池治疗脐周作痛；也与天枢、气海相配，用于治疗腹胀肠鸣、泄泻等胃肠不适。

———— 理疗方法 ————

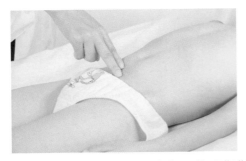

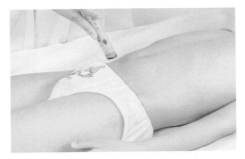

按摩疗法： 合并食指、中指，将两指指腹按压在关元穴上，以顺时针方向揉按80～100次，以局部潮红发热为度。

艾灸疗法： 点燃艾条一端，在距关元穴约3厘米处用温和灸法施灸，每次灸5～10分钟，以灸至局部稍有红晕为度。

主治疾病

　　孩子食欲不振、夜尿症、消化不良、慢性腹泻、虚性腹胀、脱肛、遗尿等病症。

章门穴 / 疏肝健脾，理气散结

章门功用

具有疏肝健脾、理气散结、清利湿热的作用。

临床应用

配足三里、梁门，有健脾和胃的作用，主治腹胀；配足三里、太白，有健脾和胃止呕的作用，主治呕吐。

穴位定位

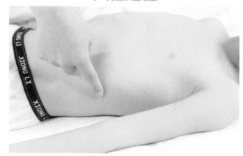

位于侧腹部，在第十一肋游离端的下方。

理疗方法

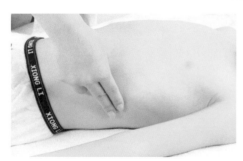

按摩疗法： 将食指、中指并拢，指腹置于章门穴上，顺时针揉按1~3分钟，以有酸胀感为度。

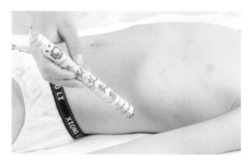

艾灸疗法： 点燃艾条一端，用艾条温和灸法灸治章门穴3~5分钟，以出现明显的循经感传现象为佳。

主治疾病

消化系统疾病：消化不良、腹痛腹胀、肠炎泄泻、肝炎、黄疸、肝脾肿大、小儿疳积。其他疾病：高血压、胸胁痛、腹膜炎、烦热气短、胸闷肢倦、腰脊酸痛。

上脘穴 / 和胃降逆，化痰宁神

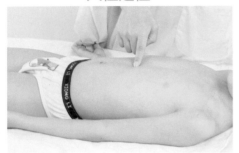

位于上腹部，前正中线上，当脐中上5寸。

————— 上脘功用 —————

具有和胃降逆、化痰宁神的作用。

————— 临床应用 —————

配天枢，有和胃降逆、化湿祛秽的作用，主治霍乱吐泻；配气海，有益气摄血的作用，主治便血、呕血、脘腹胀痛；配内关、手三里、足三里，理气通络，治疗急性胃痛。

————————— 理疗方法 —————————

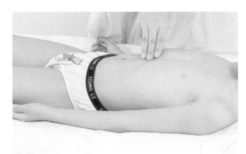

按摩疗法：将食指、中指、无名指并拢，将指腹置于上脘穴上，顺时针揉按1~3分钟。每天坚持，可缓解肠胃疾病。

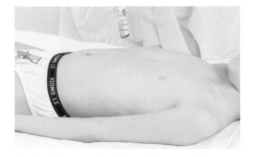

艾灸疗法：点燃艾条一端，用艾条温和灸法灸治上脘穴3~5分钟。每日一次，可治疗消化不良、腹胀、纳呆等病症。

主治疾病

胃痛、反胃、呕吐、呃逆、急慢性胃炎、胃痉挛、癫狂、咳嗽痰多、黄疸。

肚角穴 / 理气消食止腹痛

—— 肚角功用 ——

具有理气消滞、止泻止痛的作用。

—— 临床应用 ——

　　按、拿肚角为止腹痛的要法，可治疗寒痛、伤食痛。本法具有较强刺激，为防止患儿哭闹影响手法的进行，可在诸手法操作完成后再操作此穴。

—— 穴位定位 ——

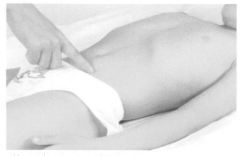

位于脐下2寸，旁开2寸。

—— 理疗方法 ——

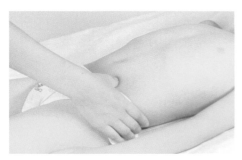

按摩疗法：将拇指指腹按压在肚角上，力度适中，顺时针方向揉按80～100次，以腹部感到温热舒适为宜。

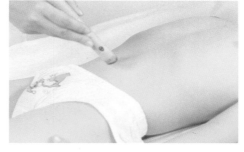

艾灸疗法：将艾条一端点燃，对准肚角，采用雀啄灸法施灸，每次灸治5～10分钟，以局部出现深红晕为度。

主治疾病

　　腹痛、腹泻、便秘，对各种原因引起的腹痛皆可应用，对寒痛、伤食痛效果更好。

神阙穴 / 健脾和胃，消食导滞

穴位定位

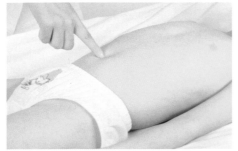

位于腹中部，脐中央。

神阙功用

具有温阳散寒、消食导滞的作用。

临床应用

配足三里，调理肠胃，治肠鸣腹痛；神阙拔罐配刺天枢、足三里，益气健脾和胃，治疗泄泻、呕吐。

理疗方法

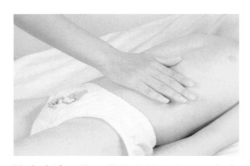

按摩疗法： 将手掌放在神阙穴上，在皮肤表面做顺时针回旋性的摩动100～200次，以腹部温热舒适为宜。

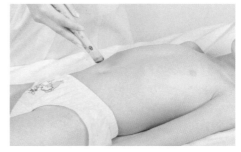

艾灸疗法： 点燃艾条一端，在距神阙穴约3厘米处熏灸，常规施灸5～10分钟，以穴位皮肤潮红为度。

主治疾病

腹痛、久泄、脱肛、痢疾、水肿、便秘、小便不禁、消化不良、疳积、尿潴留等病症。

中脘穴 / 健脾养胃，降逆利水

—— 中脘功用 ——

具有健脾养胃、降逆利水的作用。

—— 临床应用 ——

主治消化系统疾病，如腹胀、腹泻、腹痛、腹鸣、吞酸、呕吐、便秘、黄疸等，此外对一般胃病、食欲不振也很有效。配梁丘穴、下巨虚穴治急性胃肠炎。

—— 穴位定位 ——

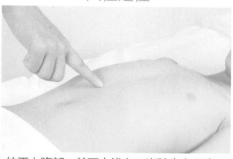

位于上腹部，前正中线上，当脐中上4寸。

—— 理疗方法 ——

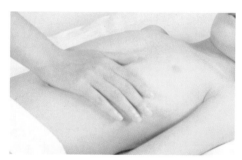

按摩疗法：用手掌紧贴中脘穴，与穴位之间不能移动，而皮下的组织要被揉动，幅度逐渐扩大，揉按100~200次。

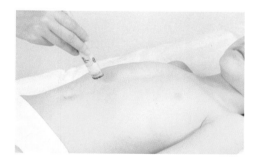

艾灸疗法：点燃艾条，对准中脘穴，用雀啄灸法施灸，每次灸治10~15分钟，以施灸部位出现红晕为度。每天2次。

主治疾病

小儿呕吐、腹胀、腹痛、泄泻、食欲不振、嗳气、食积等病症。

脾俞穴 / 健脾祛湿止腹泻

——— 穴位定位 ———

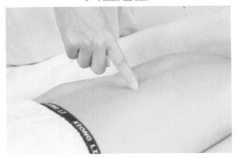

背部，第11胸椎棘突下，旁开1.5寸。

——— 脾俞功用 ———

具有健脾和胃、利湿升清、止吐止泻的作用。

——— 临床应用 ———

配中脘、三阴交、足三里主治呕吐；配胃俞、中脘、章门、足三里、关元俞主治泄泻；配肾俞、三阴交主治消渴。

——— 理疗方法 ———

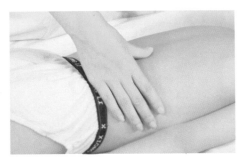

按摩疗法： 用拇指指端点按脾俞穴，顺时针方向揉按50次，再逆时针方向揉按50次，以局部有酸胀感为宜。

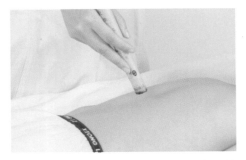

艾灸疗法： 点燃艾条一端，在距脾俞穴约3厘米处用温和灸法施灸，每次灸10～15分钟，以灸至局部稍有红晕为度。

主治疾病

呕吐、腹泻、疳积、食欲不振、四肢乏力、消化不良、背痛等病症。

胃俞穴 / 和胃助运治腹胀

―――――― 胃俞功用 ――――――

具有和胃助运、消食化积的作用。

―――――― 临床应用 ――――――

此穴属于胃的背俞穴，可外散胃腑之热，配中脘穴、梁丘穴能治胃痛。

―――――― 穴位定位 ――――――

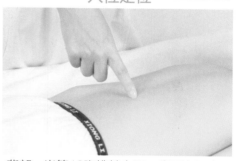

背部，当第12胸椎棘突下，旁开1.5寸。

―――――― 理疗方法 ――――――

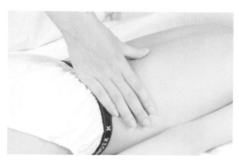

按摩疗法：用拇指指端按压在胃俞穴上，做顺时针方向的回旋揉动50～100次。力度一般由轻到重再减轻。

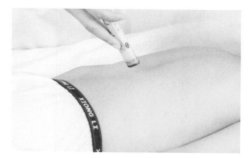

艾灸疗法：点燃艾条一端，在距胃俞穴约3厘米处用温和灸法施灸，每次灸10～15分钟，以灸至局部稍有红晕为度。

主治疾病

胸胁痛、胃脘痛、呕吐、腹胀、肠鸣、疳积等病症。

大横穴 / 温中散寒，调理肠胃

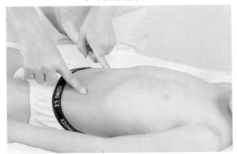

位于腹中部，距脐中4寸。

———— 大横功用 ————

具有温中散寒、除湿散结、理气健脾、调理肠胃的作用。

———— 临床应用 ————

常与天枢、足三里配伍，用于治疗腹痛等身体不适。

———————— 理疗方法 ————————

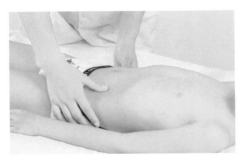

按摩疗法：用双手拇指指腹同时按揉大横穴50～100次，再以两手四指指腹揉按大横穴1～2分钟，力度适中。

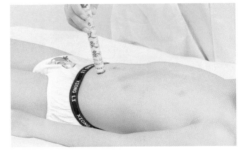

艾灸疗法：点燃艾条一端，用艾条温和灸法灸治大横穴3～5分钟，以施灸部位出现红晕为度。

主治疾病

腹痛、脾胃虚寒、便秘、泄泻等肠胃病症。

足三里穴 / 通络导滞治腹泻

—— 足三里功用 ——

具有调理脾胃、补中益气、通经活络、疏风化湿、扶正祛邪的作用。

—— 临床应用 ——

配中脘、内关，有和胃降逆、宽中利气的作用，主治胃脘痛；配脾俞、气海、肾俞，有温阳散寒、调理脾胃的作用，主治脾虚慢性腹泻。

—— 穴位定位 ——

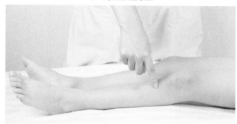

位于小腿外侧，犊鼻穴下3寸，犊鼻与解溪的连线上。

—— 理疗方法 ——

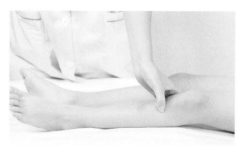

按摩疗法：用拇指指腹用力按压足三里穴一下，然后顺时针方向揉按三下，操作50~100次，有酸胀感为宜。

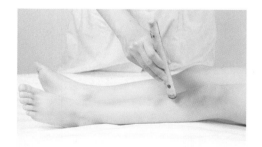

艾灸疗法：点燃艾条一端，对准足三里穴，用雀啄灸法灸治5~10分钟，以局部出现深红晕为度。

主治疾病

胃痛、呕吐、呃逆、腹胀、腹痛、肠鸣、消化不良、泄泻、便秘、痢疾、咳嗽气喘、心悸气短、失眠、癫狂、头晕、虚劳羸瘦、水肿、膝痛、下肢痿痹等病症。

六 调节情志，守护孩子脾胃安康

身病易诊、心病难医，是指有些疾病也可能是由过强的情志刺激而引起的。孩子身体调理好，还要注重心理保健，孩子的脾胃调养也是如此，养好情志，做到身心健康。

1 思虑多，脾胃功能易失调

《黄帝内经》认为，"脾在志为思，过思则伤脾"。这里的"思"是指思虑的意思。原本孩子有些心事或偶尔思考是件很平常的事，但过度思虑，容易导致脾胃功能失调。

如果孩子的思虑或精神过于集中到某一事物上，就会使体内气血停滞在局部而不能正常运化，导致"思则气结"，就会伤及脾胃，使得脾胃的升降功能失常，脾气郁结，从而出现消化不良、腹胀、食欲不振等不适。

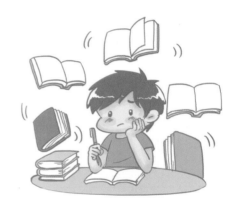

2 笑是给脾胃的好礼

可能很多家长都不知道，经常笑有益于脾胃。因为当人们笑时，腹肌收缩，可以调节脾胃的紧绷状态，改善食欲不振、消化不良、便秘等问题。为了让孩子的脾胃更健康，那就多笑笑吧。

◆身体不适且心情不好，坏情绪就会引起气血逆乱，导致脾气滞留，脾胃运化受影响，也不利于病情疗愈。相反，情绪舒畅，孩子多笑笑，体内的气血相调和，脾胃正常工作，消化和吸收也会变好，胃口大开。

◆为了强健脾胃，也为了孩子的身心健康，家长都应该引导孩子乐观面对生活，把笑当作一份礼物，送给生活。当孩子悲观、沮丧时，家长要善于宽慰，并减轻孩子的情绪负担，让孩子乐观面对生活。

3 家庭氛围好，孩子心情好

孩子的情绪远比家长想象得敏感，家长间的争吵，像是一片厚重的乌云，压在孩子的头顶上，久而久之，就会化为损伤孩子脾胃健康的"隐形武器"。所以，每当家长苦苦寻找孩子脾胃不适的病源时，却忽略了家庭氛围的影响。

那该如何营造良好的家庭氛围以保障孩子脾胃健康呢？家长不妨试试以下方法。

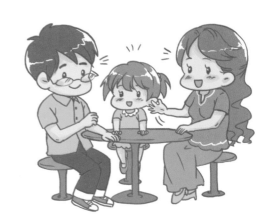

◆夫妻双方彼此尊重，相互理解与包容，关心爱护彼此，融洽的夫妻关系是良好家庭氛围的基础。

◆家长与孩子之间应该是和谐民主的，像尊重成年人一样尊重孩子。关爱、聆听、认真对待孩子的意见和想法。

◆意见不合发生分歧时，能心平气和地协商解决，及时沟通。建立亲密亲子关系和温馨的家庭氛围。

4 父母少唠叨，孩子更健康

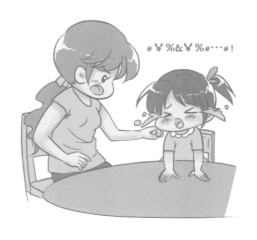

望子成龙，妈妈总是唠叨孩子的学习；关怀备至，妈妈也不放过孩子的日常起居。"妈妈牌"唠叨可谓是占据着孩子的各个"领域"，但事实是，孩子总生病跟家长的唠叨有关。

唠唠叨叨，影响孩子心理与智力。 家长的唠叨会导致孩子压力过大，时间长了还可能导致孩子大脑里负责记忆和控制情绪的海马体萎缩，对大脑发育造成损伤。也就是说，家长的唠叨会让孩子的心理、智力受到影响。

饭桌唠叨，损伤孩子脾胃健康。 在饭桌上询问孩子的成绩或是斥责孩子的过错，既没有教育效果，又会给孩子带来心理压力，孩子的情绪受到影响，食欲就会下降。有的孩子为了逃避，草草吃几口就离开，不能细嚼慢咽，这样会加重消化负担，对脾胃损伤极大。有的孩子甚至一边哭泣、抽噎，一边吃饭，这样容易引起呛咳。

 5 鼓励孩子表达自己的想法

当孩子还是小宝宝时，妈妈喂什么就吃什么，还是一副很享受的样子。但随着他慢慢长大，开始有了自己的口味喜好后，很多家长依旧用自己的主观臆断来决定孩子的饮食。

家长觉得对身体有益的食物，即使孩子不喜欢，也要孩子带着不情愿的情绪吃下去。当孩子想要表达自己的想法时，就会被贴上"不听话"的标签，还免不了一场"爱"的唠叨，久而久之，孩子就不敢表达自己的想法，委屈的情绪也"侵蚀"着孩子娇嫩的脾胃，吃饭就会变成孩子最不情愿的事情。被"镇压下去"的不良情绪随着时间的积累，像是安装在孩子脾胃上的"炸弹"，轰炸着孩子的身体健康，脾胃疾病随之而来。所以，鼓励孩子表达自己的想法吧，为了孩子的身体健康，拒绝强迫进食。

 6 多带孩子亲近大自然

家长多带孩子亲近大自然吧，尤其是春天、秋天，要多去户外活动，散散步、爬爬山。秋季是肃杀之季，五行属金，金克木，而肝属木，所以秋天容易肝气郁结，情绪低落，不好的情绪又会损害脾胃的健康。而春季万物萌发，肝主升发，也要注意排解不良情绪，保持身心健康。到郊外植树或是参加一场露营，都是亲近自然不错的选择，让孩子的情感、智力、体力等都能得到很大的提升。

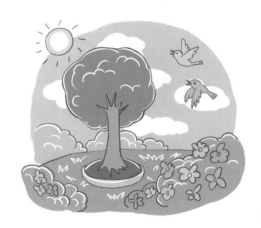